Arzneimitteleinnahme für die Kitteltasche

Arzneimittel-einnahme

Wann – Wie viel – Womit

Jürgen Krauß
Petra Müller
Doris Unterreitmeier

2. Auflage

für die Kitteltasche

WVG Wissenschaftliche Verlagsgesellschaft mbH Stuttgart

Anschriften der Autoren

Dr. Jürgen Krauß
Institut für Pharmazie
Butenandt Straße 5–13
81377 München

Petra Müller
Aurikelstraße 17
82024 Taufkirchen

Doris Unterreitmeier
Im Birket 26
82166 Gräfelfing

Wichtiger Hinweis
Die in diesem Buch aufgeführten Angaben zur Medikation wurden sorgfältig geprüft. Dennoch können Autoren und Verlag keine Gewähr für die Richtigkeit der Angaben übernehmen.

Ein Warenzeichen kann warenrechtlich geschützt sein, auch wenn ein Hinweis auf etwa bestehende Schutzrechte fehlt.

Bibliographische Information Der Deutschen Bibliothek
Die Deutsche Bibiliothek verzeichnet diese Publikation in der Deutschen Nationalbibliografie; detaillierte bibliografische Daten sind im Internet über http://dnb.ddb.de abrufbar.

ISBN 3-8047-2205-9

Jede Verwertung des Werkes außerhalb der Grenzen des Urheberrechtsgesetzes ist unzulässig und strafbar. Das gilt insbesondere für Übersetzungen, Nachdrucke, Mikroverfilmungen oder vergleichbare Verfahren sowie für die Speicherung in Datenverarbeitungsanlagen.

© 2005 Wissenschaftliche Verlagsgesellschaft mbH
Birkenwaldstr. 44, 70191 Stuttgart
Printed in Germany
Satz: Dörr + Schiller GmbH, Stuttgart
Druck: Ludwig Auer, Donauwörth
Umschlaggestaltung: Atelier Schäfer, Esslingen

Für unsere Eltern

Danksagung

Für die Unterstützung bei der Erstellung dieses Buches und der Bereitstellung von Literatur danken wir Herrn Prof. Dr. Franz Bracher, Department für Pharmazie der Ludwig-Maximilians-Universität München, Herrn Apotheker Rudolf Harbeck, Linden Apotheke Taufkirchen und Herrn Apotheker Karl-Heinz Schucht, Apotheke Blumlage, Celle, sehr herzlich

Ganz besonders möchten wir Herrn Dr. Eberhard Scholz, Wissenschaftliche Verlagsgesellschaft danken, der durch zahlreiche Ideen und Gestaltungshinweise sowie seine große Geduld bei der Erstellung der neuen Auflage sehr zum Gelingen dieses Buches beigetragen hat.

Vorwort zur 2. Auflage

Patientenberatung hat einen hohen Stellenwert in der Offizinpharmazie. Neben dem Hinweis auf Wechselwirkungen mit Arzneimitteln spielen zunehmend auch Wechselwirkungen mit der Nahrung eine Rolle. Hier ist an eine wachsende Zahl von Wechselwirkungen zu denken, zumal unsere Nahrung immer vielseitiger wird und zahlreichen Veränderungen unterliegt. Functional food, das in Amerika zunehmend den Markt erobert, kann zu neuen Wechselwirkungen mit Arzneimitteln führen.

Wenn zunehmend Bestandteile wie Fett oder Cholesterol aus der Nahrung entfernt werden, können z.B. lipophile Arzneistoffe schlechter aufgenommen werden. Erschwerend kommt noch hinzu, dass sich jeder Patient anders ernährt und sich dadurch die Bewertung der Nahrungseinflüsse schwierig gestaltet. All dies sind wichtige Gründe, warum gerade in der Apotheke die Patienten auf mögliche Gefahren und Risiken hingewiesen werden müssen.

Der richtige Einnahmezeitpunkt kann Wechselwirkungen und Nebenwirkungen eines Arzneimittels vermindern oder sogar vermeiden bzw. seine Wirksamkeit entscheidend beeinflussen.

Diese Hinweise sind im Sinne praktizierter Pharmazeutischer Betreuung dem Patienten bei der Arzneimittelabgabe mit auf den Weg zu geben, und wer kann das besser als Apotheker und PTA?

In diesem Kitteltaschenbuch wollen wir zur Beantwortung solcher Fragen eine Hilfestellung geben und die wichtigsten Arzneimittelgruppen abhandeln, um schnelle Informationen zur Einnahme des entsprechenden Medikament szu ermöglichen. Die Angaben werden in den einzelnen Monographien durch pharmakokinetische Daten und eine pharmakodynamische Charakterisierung ergänzt. Wenn möglich werden auch Aussagen zur häufig von Patienten gestellten Frage nach Wirkeintritt und Wirkdauer gemacht.

Am Ende des Buches findet sich eine Zusammenstellung der einzelnen Nahrungsmittel mit deren Einfluss auf die Einnahme und Wirkung von Arzneimitteln.

Der Leser mag den Autoren verzeihen, wenn nicht immer eine eindeutige Empfehlung gemacht werden kann, da die Literatur im Hinblick auf Interaktionen mit Nahrungsmitteln und Einnahmehinweise häufig uneinheitlich ist.

In den letzten drei Jahren seit Erscheinen der 1. Auflage sind zahlreiche neue Arzneimittel auf dem Markt gekommen. Diese Neuauflage nimmt nun ca. 60 Arzneistoffe und ihre pharmakokinetischen Eigenschaften sowie die Einnahmehinweise auf. Ferner wurden bei einigen Arzneistoffen Hinweise zu pädiatrischen Dosierungen ergänzt. Alle übrigen Angaben wurden geprüft und aktualisiert.

München im Sommer 2005 Die Autoren

Inhalt

Vorwort zur 2. Auflage VII

Erläuterungen, Hinweise
Abkürzungen 3
Interaktionen 4
Interaktion von Arzneistoffen mit Nahrungsmitteln 4
Chronopharmakologie 5
Allgemeine Einnahmehinweise 7
Einnahme magensaftresistenter und retardierter Arzneiformen 7
Herstellung von Trockensäften 8

Teil I: Arzneistoffe
Alzheimertherapeutika 11
Analgetika/Antipyretika/Antirheumatika 12
Anorektika/Analeptika 29
Antazida 35
Anthelminthika 39
Antiallergika 42
Antiarrhythmika 45
Antibiotika/Chemotherapeutika 50
Antidementiva/Nootropika 78
Antidiabetika 83
Antidiarrhoika 90
Antidote 96
Antidepressiva 98
Antiemetika/Antivertiginosa 106
Antiepileptika 114
Antihypertonika 128
Antikoagulantien 141
Antimykotika 145
Antiparkinsonmittel 150
Antitussiva/Expektorantia 157
Antivarikosa/Antiexsudativa 161
Anxiolytika 163
Broncholytika/Antiasthmatika 164
Carminativa 167
Cholagoga 168
Corticoide 169
Diuretika 172
Enzyminhibitoren 177
Enzympräparate 179
Gichttherapeutika 181
Hypnotika/Sedativa 184
Hypothalamushormone 189
Immunsuppressiva 190
Kardiaka 196
Koronarmittel 198
Laxantien (Abführmittel) 200
Lipidsenker 205
Migränetherapeutika 209
Mineralstoffe 212
Muskelrelaxantien 219
Neuroleptika 226
Osteoporosetherapeutika 233
Polyneuropathietherapeutika 238
Raucherentwöhnungsmittel 239
Schilddrüsen- und Nebenschilddrüsentherapeutika 240
Sexualhormone und deren Hemmstoffe 244

Spasmolytika 252
Sympathomimetika 258
Ulkustherapeutika 259
Urologika 263
Virustatika 267
Vitamine und Derivate 279
Zytostatika 296

Teil II: Interagierende Nahrungsmittelgruppen
Alkohol 315
Ballaststoffe 316
Chininhaltige Limonaden 317
Eiweiß 318
Fett 319
Fruchtsäfte 320
Gallensäuren 321
Grapefruit 322
Kaffee 323
Resorbierbare Kohlenhydrate 324
Milch und Milchprodukte 325
Ω-3-Fettsäuren 326
Saure Getränke 327
Tabakprodukte 328
Tee und gerbstoffhaltige Nahrungsmittel 329
Tyramin 330
Wasser/Flüssigkeiten 331

Literatur 333
Sachregister 335

Erläuterungen, Hinweise

Abkürzungen

a	Jahre
a. H.	außer Handel
AUC	Fläche unter der Plasma-Zeit-Kurve
B	biliär
BV	Bioverfügbarkeit
C_{max}	maximale Plasmakonzentration zum Zeitpunkt t_{max}
d	Tage
E	Elimination
ED	Einzeldosis
F	fäkal
GIT	Gastrointestinaltrakt
h	Stunden
HWZ	Halbwertszeit
min	Minuten
PB	Plasmaeiweißbindung
R	renal
TD	Tageshöchstdosis
t_{max}	Zeit, nach der die maximale Plasmakonzentration erreicht ist
WE	Wirkungseintritt
WD	Wirkungsdauer
Wo	Wochen
WW	Wechselwirkung

Interaktionen

Interaktionen sind die gegenseitige Beeinflussung von zwei oder mehreren Arzneistoffen, Hilfsstoffen, Nahrungsmitteln oder Nahrungsergänzungsmitteln im Sinne einer Wirkungsverstärkung oder Wirkungsabschwächung des Arzneimittels.

Interaktionen können in pharmakokinetische und pharmakodynamische Wechselwirkungen unterteilt werden. Der größte Teil der Wechselwirkungen mit Nahrungsmitteln umfasst den Bereich der Pharmakokinetik und dabei insbesondere die Absorption von Arzneimitteln. Letzten Endes geht es um die Frage: Soll ein Arzneimittel vor, nach oder zum Essen eingenommen werden?

Wichtige pharmakokinetische Daten sind in diesem Buch für die jeweiligen Arzneistoffe in Tabellen zusammengefasst. Die Angaben stammen sowohl aus der Originalliteratur als auch aus den einschlägigen Nachschlagewerken. Bleiben Tabellenfelder leer, so waren keine Angaben auffindbar.

Interaktion von Arzneistoffen mit Nahrungsmitteln

Pharmakokinetische Wechselwirkungen betreffen die Freisetzung (Liberation), Aufnahme (Absorption), Verteilung (Distribution), Umwandlung (Metabolisierung) und Ausscheidung (Elimination) eines Arzneimittels.

Wechselwirkungen bei der Liberation
Eine Nahrungsaufnahme führt generell zur Erhöhung des pH-Wertes im Magen. Bei magensaftresistent überzogenen Arzneiformen kann dabei die Freisetzung verfrüht erfolgen, andere Arzneimittel wie manche Antimykotika brauchen gerade diesen sauren pH-Wert zur Resorption.

Wechselwirkungen bei der Absorption
Häufig treten als Wechselwirkung mit der Nahrung negative Effekte auf, zum Beispiel bilden Tetracycline mit Ca^{2+}-Ionen aus Milch und Milchprodukten schwer lösliche Komplexe. Allerdings werden fettlösliche Vitamine – also Vitamin E, D, A und K besser resorbiert, wenn

gleichzeitig fettreiche Nahrung aufgenommen wird. Dies gilt auch für besonders lipophile Substanzen, wie zum Beispiel Griseofulvin, Etretinat, Propranolol, Metoprolol, Atenolol und Ciclosponin A.

Wechselwirkungen bei der Metabolisierung

Auch durch Nahrungsbestandteile können Enzymsysteme induziert oder vermehrt werden (Upregulation). Dadurch wird auch die Verstoffwechselung jener Arzneistoffe verstärkt, die durch das aktivierte Enzymsystem abgebaut werden. Als Enzyminduktoren kommen Nahrungsmittel wie Grapefruitsaft, Benzpyrene aus Grillfleisch sowie Zigarettenrauch in Betracht.

Arzneistoffe, die insbesondere durch letztere beeinflusst werden, sind: Phenacetin, Theophyllin, Lidocain, Oxazepam, Propranolol, Imipramin, Coffein u.a.

Wechselwirkungen bei der Elimination

Da zum Beispiel Säuren aktiv ausgeschieden werden, kann die Ausscheidung saurer Arzneistoffe durch gleichzeitige Zufuhr saurer Nahrungsbestandteile kompetitiv vermindert werden.

Dies kann man sich beispielsweise bei Lactam-Antibiotika zunutze machen und so die Verweildauer im Körper steigern.

Dagegen sorgen Nahrungsmittel, die eine Diurese bewirken – hierzu zählen u.a. Spargel oder Brennnesselblätter – gleichzeitig dafür, dass harngängige Arzneistoffe verstärkt ausgeschieden werden.

Das Gleiche gilt auch für die fäkale Ausscheidung. Stoffe, welche die Darmtätigkeit anregen, sorgen für eine schnellere Ausscheidung im GIT. Als Beispiele sind Rhabarber, durch seinen Gehalt an Anthrachinonen, und Leinsamen, durch seinen Gehalt an Quellstoffen, zu nennen.

Chronopharmakologie

Obwohl schon lange bekannt ist, dass physiologische Vorgänge im Organismus periodischen Veränderungen unterliegen, hat sich erst in den letzten Jahrzehnten ein neuer Zweig der Medizin und Pharmazie entwickelt, die Chronopharmakologie.

Die Chronopharmakologie befasst sich mit der Erkenntnis, dass die Gabe eines Pharmakons zu unterschiedlichen Zeiten innerhalb von 24 Stunden, sowohl quantitative, als auch qualitative Auswirkungen auf den pharmakologischen Effekt hat (Chronopharmakodynamik).

Aber nicht nur die pharmakologische Wirkung, sondern auch Resorption und Metabolismus eines Arzneistoffes können aufgrund der periodischen Veränderungen im Organismus beeinflusst werden (Chronopharmakokinetik).

Periodischen Veränderungen im Körper unterliegen zum Beispiel der Blutdruck, die Körpertemperatur, die Pulsfrequenz und die Sexualhormonausschüttung bei Frauen.

Dabei muss es sich nicht immer um einen 24-Stunden-Rhythmus (zirkadianer Rhythmus) handeln, die Ausschüttung von Sexualhormonen im weiblichen Organismus unterliegt einem 28-Tage-Rhythmus.

Das beim Menschen bekannteste Beispiel für einen zirkadianen Rhythmus ist die körpereigene Cortisolkonzentration im Plasma. Sie erreicht ihre Höchstwerte in den frühen Morgenstunden, zwischen 6 und 9 Uhr, ihr Minimum am Abend. Bei Patienten mit einer Corticoidtherapie sollte sich die Dosierung möglichst nach dem physiologischen Rhythmus richten. Das heißt eine große Dosis am Morgen, eine kleine am Abend. Nebenwirkungen können so vermindert werden, der natürliche Tagesrhythmus bleibt weitgehend erhalten.

Auch bei anderen Arzneimittelgruppen wurden tageszeitabhängige Unterschiede in Wirkung und Toxizität nachgewiesen. So unterliegen zum Beispiel allergische Reaktionen und die Lungenfunktion ebenfalls einem Tagesrhythmus, der bei der Therapie von Allergikern und Asthmatikern von Bedeutung ist.

Diese tageszeitlich unterschiedliche Ansprechbarkeit des Organismus auf Arzneimittel kann und sollte zu Gunsten des therapeutischen Effekts ausgenutzt werden.

Forschungsergebnisse zeigen, dass eine Vielzahl von Wirkstoffen diesen periodischen Schwankungen unterliegen. Daher wird der Faktor „Einnahmezeit eines Medikaments" in Zukunft sicherlich mehr und mehr an Bedeutung gewinnen.

Allgemeine Einnahmehinweise

Feste perorale Arzneiformen sollten stets mit etwa 100 ml Flüssigkeit und mit aufrechtem Oberkörper eingenommen werden. Eine größere Flüssigkeitsmenge ist im Regelfall von Vorteil. Trinkwasser ist allen anderen Getränken vorzuziehen. Bei Einnahme mit schwarzem Tee, Milch, Mineralwässern oder Fruchtsäften ist immer an eine Beeinflussung der Biopharmazie zu denken.

Einnahme magensaftresistenter und retardierter Arzneiformen

Unabhängig von den Eigenschaften eines Wirkstoffs kann die Nahrung eine Verbesserung oder Verschlechterung der Bioverfügbarkeit aus magenresistenten Formulierungen verursachen. Manchmal hat sie auch überhaupt keinen Einfluss.

Die Einnahme magensaftresistenter Arzneiformen wird bisher im Regelfall zu den Mahlzeiten empfohlen. Neuere Untersuchungen, insbesondere aus der Arbeitsgruppe von Prof. Weitschies in Greifswald, scheinen allerdings eher für eine Einnahme auf nüchternen Magen zu sprechen, weil dann die Verweilzeit im Magen minimal ist.

Nicht zerfallende (monolithische) magensaftresistente überzogene Tabletten verbleiben in der Regel solange im Magen, bis der Speisebrei komplett entleert ist. Der nüchterne Magen entleert feste Objekte in der Regel innerhalb von 1–2 Stunden. Partikel mit einem Durchmesser unter 2 mm können dagegen gemeinsam mit dem Speisebrei aus dem Magen entleert werden. Wird eine schnelle Passage in den Dünndarm gewünscht, sollte der Patient monolithische Arzneiformen möglichst nüchtern und im Abstand von möglichst 2 Stunden vor der nächsten Mahlzeit einnehmen. Magensaftresistente Arzneiformen, die den Wirkstoff in Pellets oder Granulatpartikeln enthalten, können jedoch auch zum Essen genommen werden.

Die Empfehlung für nicht zerfallende Arzneiformen steht im Widerspruch zur bisherigen Lehrmeinung und auch zu den meisten Herstellerangaben auf dem Beipackzettel. Es ist die Aufgabe des Apothekers, Irritationen des Patienten zu vermeiden, die aus widersprüchlichen Einnahmeempfehlungen resultieren.

Im Gegensatz zu den magenresistenten sind bei den retardierten Formulierungen noch viele Fragen offen. So zeigte die Arbeitsgruppe von Prof. Blume und Dr. Schug, Oberursel, für Nifedipin, dass die generische Substitution von Retardformen sogar fatale Folgen haben kann. Hier sind in naher Zukunft neue Erkenntnisse zu erwarten. Nach wie vor gilt allerdings, dass Retardpräparate immer zum gleichen Zeitpunkt und im gleichen Abstand zur Mahlzeit eingenommen werden sollten.

Herstellung von Trockensäften (TS)

1. Aufschütteln d. Pulvers
2. Einfüllen von ca. 2/3 benötigter Flüssigkeitsmenge (Ausnahme: TS mit Einfüllbecher z.B. Amoxypen®), → kaltes Leitungswasser
3. kräftig schütteln
4. Warten bis der Schaum sich gesetzt hat
5. Ergänzen der restlichen Flüssigkeitsmenge
6. Kühl lagern, max. im Regelfall 14 Tage
7. Vor jeder Anwendung kräftig schütteln

Teil I
Arzneistoffe

Alzheimertherapeutika

Acetylcholinesterasehemmer

Pharmakodynamik

Donepezil, Galantamin, Rivastigmin und Tacrin sind zentrale Acetylcholinesterasehemmer und werden zur Therapie mittelgradiger Demenz des Morbus Alzheimer eingesetzt.

Pharmakokinetik

	ED [mg]	TD [mg]	PB[%]	WD [h]	BV [%]	HWZ [h]	t_{max} [h]	E
Donepezil	5–10	10	95			70	3–4	R +(B)
Galantamin	8	16	18		89	7–8	1	R + B
Rivastigmin	1,5–6	12	40	9	36	1	1	R
Tacrin	10–40	160	55			2,4–36	2–4	1–2	R + B

Interaktion mit der Nahrung

Tacrin ist aus leerem Magen besser verfügbar, da durch die Nahrung ein verstärkter First-pass-Effekt auftritt, dieser ist auch bei Männern um 50% höher als bei Frauen. Die Serumkonzentrationen sind bei Rauchern deutlich geringer als bei Nichtrauchern. Galantamin wird in seiner Resorption durch Nahrung verzögert und C_{max} um ca. 25% verringert. Die Resorption von Rivastigmin wird durch Nahrung um ca. 90 min verzögert, C_{max} nimmt ab, die AUC steigt um ca. 30%. Nahrung hat keinen Einfluß auf die Einnahme von Donazepil.

Einnahmeempfehlungen

Donepezil sollte am Abend, kurz vor dem Schlafengehen eingenommen werden, Tacrin auf 4 Einzeldosen zwischen den Mahlzeiten verteilen ca. 1 h vor den Mahlzeiten. Auf Alkohol ist unter der Therapie ganz zu verzichten, er verstärkt die Lebertoxizität. Galantamin 2 × täglich mit dem Frühstück und Abendessen einnehmen. Das Einnahmeschema ist strikt einzuhalten. Rivastigmin sollte morgens und abends zur Mahlzeit eingenommen werden. Grundsätzlich sollte die Therapie einschleichend begonnen werden.

Analgetika/Antipyretika/Antirheumatika

Acetylsalicylsäure (ASS)

Pharmakodynamik
ASS wirkt über eine weitgehend unspezifische irreversible Hemmung der Cyclooxygenase. Es wird als Analgetikum, Antiphlogistikum, Antipyretikum sowie als Thrombozytenaggregationshemmer (zur Vorbeugung arteriosklerotischer Ereignisse wie Schlaganfall, Herzinfarkt) eingesetzt.

Pharmakokinetik

	ED [mg]	TD [mg]	PB [%]	BV [%]	HWZ [h]	t_{max} [h]	WE [min]	WD [h]	E
ASS	30–500	3000	80–85	70–90	2*	1–2	30	4–6	R

* Metabolit: Salicylsäure
Die Resorption erfolgt im Magen und oberen Dünndarm

Interaktionen mit der Nahrung
ASS wird durch Einnahme mit der Nahrung in seiner Resorption verlangsamt und in seiner Wirkstärke abgeschwächt (C_{max} und t_{max} sind vermindert). Die AUC bleibt gleich. Bei Brause oder Kautabletten ist der Effekt nicht so deutlich ausgeprägt. ASS steigert den Alkoholblutspiegel um 50 % durch Hemmung der gastrischen Alkoholdehydrogenase. Daneben wird durch Alkohol eine mögliche Schädigung der Magenschleimhaut noch verstärkt.

Einnahmeempfehlungen
Um eine schnellere Wirkung zu erzielen, sollte die Einnahme nicht direkt mit der Nahrung erfolgen, am besten 1 h vorher oder 2–3 h nachher. Dies ist insbesondere bei akuten Schmerzen wichtig. Eine Einnahme auf nüchternen Magen ist allerdings nicht zu empfehlen und Patienten mit Magenerkrankungen sollten die Wirkungsverzögerung durch Einnahme zur Mahlzeit in Kauf nehmen. Ausreichend Flüssigkeit (1/2 bis 1 Glas Wasser) ist nachzutrinken. Eine Anwendung bei

Kindern und Jugendlichen mit viralen Infekten sollte unterbleiben (Gefahr des Reye-Syndroms).

Dosierung

	Erwachsene		Kinder	
	ED [mg/kg KG]	TD [mg/kg KG][1]	ED [mg/kg KG][1]	TD [mg/kg KG][1]
ASS	10–15	80–130	15–25	60–100

[1] Rheumatherapie normalerweise kein Einsatz bei Kindern

COX-2-Hemmer (Coxibe)

Pharmakodynamik
Über eine Hemmung der Cyclooxygenase 2 wirken die Arzneistoffe Etoricoxib, Celecoxib, Rofecoxib und Valdecoxib antiphlogistisch und analgetisch. Sie werden zur symptomatischen Behandlung von Reizzuständen degenerativer Gelenkerkrankungen (aktivierte Arthrosen) und chronischer Polyarthritis eingesetzt und zeigen eine höhere Magenverträglichkeit als andere NSAR. Valdecoxib ist auch zur Dysmenorrhö-Behandlung zugelassen.

Pharmakokinetik

	ED [mg]	TD [mg]	PB [%]	BV [%]	HWZ [h]	t_{max} [h]	WE [h]	WD [h]	E [%]
Celecoxib	100–200	400	97		8–12	2–3		12–24	R
Etoricoxib	60–120	120	92	100	20–30	1		12–24	70 R, 20 B
Rofecoxib[1]	12,5–25	25	85	93	17	3–4		12–24	72 R, 14 B
Valdecoxib[1]	10–40	80	98	83	8–11	3		12–24	70 R, 20 B

[1] Zurzeit rückgerufen

Interaktionen mit der Nahrung
Die Einnahme von Celecoxib zu den Mahlzeiten (fettreiches Essen) verzögert die Resorption um ungefähr eine Stunde, erhöht allerdings die Bioverfügbarkeit um 10–20 %. Gleichzeitige Nahrungsaufnahme hat keinen Einfluss auf die Wirkung von Rofecoxib. Bei Einnahme von Etoricoxib zu einer Mahlzeit wird der Wirkungseintritt verzögert (t_{max} wird verzögert erreicht).

Einnahmeempfehlungen
Einnahme 1 × täglich unabhängig von der Nahrung. Bei Patienten mit schwarzer Hautfarbe und älteren Patienten sollte die Celecoxib-Therapie mit einer niedrigen Dosierung begonnen werden (100 mg). Strenge Indikation in der Schwangerschaft. Die Wirkung in der Rheumatherapie tritt innerhalb von 24 h ein.

Diclofenac und Aceclofenac

Pharmakodynamik
Diclofenac und Aceclofenac werden als Analgetika und Antiphlogistika insbesondere auch als Antirheumatika eingesetzt. Sie wirken über eine unspezifische Hemmung der Cyclooxygenase.

Pharmakokinetik

	ED [mg]	TD [mg]	PB [%]	BV [%]	HWZ [h]	t_{max} [h]	E
Aceclofenac	100	200	99,7	100	4–4,3	1,25–3	2/3 R
Diclofenac	25–150	150	90–93	35–70	2	1,6–2,0	2/3 R

Interaktionen mit der Nahrung
Nahrung verzögert die Resorption von Diclofenac und Aceclofenac. Dies ist bei der chronischen Einnahme aber ohne Bedeutung, da die Bioverfügbarkeit unverändert bleibt.

Besondere Arzneiformen
Die magensaftresistent überzogenen Arzneiformen sind bevorzugt vor den Mahlzeiten einzunehmen, um die Verweilzeit im Magen konstant zu halten, bei empfindlichem Magen empfehlen die meisten Hersteller die Einnahme zum Essen. Siehe hierzu auch Erläuterungen, Hinweise S. 7.

Retardformen sind zu festen Zeitpunkten zu den Mahlzeiten einzunehmen.

Auch die Diclofenac-Colestyramin-Zubereitungen und Zerfallstabletten sind zu den Mahlzeiten einzunehmen.

Einnahmeempfehlungen
Einnahme zu den Mahlzeiten mit ausreichend Flüssigkeit (Nachtrinken) aufgrund der besseren Verträglichkeit. Die Einnahme sollte nicht auf nüchternen Magen erfolgen. Magensaftresistente Formen sollten 2 h vor dem Essen, Retardpräparate sollten zu festen Zeitpunkten zum Essen eingenommen werden.

Pädiatrische Dosierung
Diclofenac: TD: Kinder ab 6 Jahren 1–2 mg/kg KG

Flupirtin

Pharmakodynamik
Flupirtin ist eine starkes zentral wirksames Analgetikum mit bisher nicht genau geklärtem Wirkmechanismus, vermutlich wirkt es über eine Interaktion mit Kalium-Kanälen und GABA-Rezeptoren Zusätzlich zeigt es eine muskelrelaxierende Wirkkomponente. Flurpirtin gilt als Prototyp der Substanzklasse SNEPCO (Selective Neuronal Potassium Channel Opener). Es ist ein zentral wirkendes nicht-opioides Analgetikum, das keine Sucht erzeugt und keine Toleranzentwicklung verursacht

Pharmakokinetik

	ED [mg]	TD [mg]	PB [%]	BV [%]	HWZ [h]	t_{max} [h]	WE [h]	WD [h]	E [%]
Flupirtin	100	600	84	90	7	2	0,5	3–5	69 R

Interaktionen mit der Nahrung
Flupirtin kann die Wirkung von Alkohol verstärken.

Einnahmeempfehlungen
Einnahme unzerkaut mit ausreichend Flüssigkeit, die Behandlungsdauer sollte im Regelfall bis zu 8 Tagen betragen. Bei eingeschränkter Nierenfunktion sollte die TD nicht über 300 mg liegen.

Indometacin und Acemetacin

Pharmakodynamik
Indometacin und Acemetacin werden als Analgetika und Antiphlogistika insbesondere auch als Antirheumatika eingesetzt. Sie wirken über eine Hemmung der Cyclooxygenasen.

Pharmakokinetik

	ED [mg]	TD [mg]	PB [%]	BV [%]	HWZ [h]	t_{max} [h]	WE [h]	WD [h]	E [%]
Acemetacin	30–90	600	82–94	100	4,5	2	0,7–2	ca. 12–24*	40 R, 50 B
Indometacin	25–75	200	90–93	100	2	0,5–2	1–2	4–6	R + B

* Retard-Präparat

Interaktionen mit der Nahrung
Acemetacin zeigt eine Interaktionen mit Alkohol. In Abhängigkeit von der Nahrungszusammensetzung insbesondere durch Kohlenhydrate wird die Resorption von Indometacin verzögert.

Einnahmeempfehlungen
Acemetacin während den Mahlzeiten mit ausreichend Flüssigkeit einnehmen. Gleiches gilt für Indometacin. Insbesondere darf die Einnahme nicht auf nüchternen Magen und nicht gemeinsam mit Alkohol erfolgen.

Hohe Dosen sollten nicht länger als 7 Tage gegeben werden.

Pädiatrische Dosierung
Indometacin: ED 0,1–0,25 mg/kg KG, TD 2,5 mg/kg KG

Leflunomid

Pharmakodynamik
Leflunomid ist ein antirheumatisches Basistherapeutikum mit antiproliferativen Eigenschaften zur Behandlung der aktiven rheumatoiden Arthritis; es stellt ein Immunsuppressivum dar. Leflunomid hemmt die Proliferation von aktivierten Lymphozyten und die Autoantikörperbildung in B-Lymphozyten. Außerdem blockiert es die De-novo-Pyrimidinsynthese durch eine reversible Hemmung der Dihydroorotat-Dehydrogenase (DHODH).

Pharmakokinetik

	ED [mg]	TD [mg]	PB [%]	BV [%]	HWZ [Wo]	t_{max} [h]	E [%]
Leflunomid	10–100	100	99		2	1–24	B+R

Leflunomid stellt ein Prodrug dar.

Interaktionen mit der Nahrung
Eine Beeinflussung der Resorption durch Nahrung erfolgt nicht.

Einnahmeempfehlungen
Einnahme 1 × täglich. Zu Beginn 100 mg täglich (ca. 3 Tage), später 10 oder 20 mg.

Opioide (Btm)

Pharmakodynamik

Die Analgetika Tilidin (+ Naloxon), Morphin, Codein und Buprenorphin werden bei sehr starken Schmerzen, Codein zusätzlich als Antitussivum, Levacetylmethadol, Dihydrocodein und Methadon in der Substitutionstherapie angewandt. Die Wirkung erfolgt in erster Linie zentral über eine Erregung von Morphinrezeptoren.

Tilidin und Naloxon werden in Kombination bei starken Schmerzen eingesetzt. Morphin und Codein als Monopräparate bzw. Codein auch in Kombination mit anderen Analgetika (ASS oder Paracetamol).

Pharmakokinetik

Arzneistoff	ED [mg]	TD [mg]	PB [%]	BV [%]	HWZ [h]	t_{max} [h]	WE [min]	WD [h]	E [%]
Buprenorphin	0,2–8	24	96	10–55	3–8	1–2	30	6–8	B
Dihydrocodein[+]	60–120	240		20	3,3–4,5	2–6	10–30	4–5	R
Codein	30–50	200	7	54	3	1	15–30	4–6	R
Fentanyl	0,2–1,6	3,2	80–85	50		0,2–0,7			R
Hydrocodon	5	30			3,8	1,3		4–8	R
Hydromorphon	4–24	24	hoch	60	2,5	1		3–4 12[+]	R
Levacetylmethadol[○]					60–87	48–72			
Levomethadon HCl	2,3–7,5	48	60–90	82	15–60	4	60–120	6–8	R + B
Morphin	10–200	400	20–35	20–40	1,7–4,5	2*	30	4–5	90 R
Oxycodon[+]	10–80	400	38–45	66–87	4–6	3	60	12	R + B
Pentazocin	50	600	40–75	11–30		1–3	15–30	3–5	60 R
Pethidin	50–150	1000	65–75	50	4–6	1–2	20	2–4	R
Tilidin	50–150	600	25	98	3–5	0,83	10–15	4–6	90 R

* je nach Darreichungsform starke Schwankungen
[+] Retardform
[○] außer Handel, Zulassung ruht

Interaktionen mit der Nahrung
Durch alle Opiode wird die Wirkung von Alkohol auf das zentrale Nervensystem verstärkt. Oxycodon zeigt keine Interaktionen mit der Nahrung. Weitere Wechselwirkungen mit der Nahrung sind nicht bekannt

Besondere Arzneiformen
Bei Morphin-Continus Kapseln ist im Regelfall eine 1 × tägliche Gabe anzustreben, diese kann maximal auf einen 12-h-Einnahmerhythmus verkürzt werden.

Buprenorphin ist als orale Arzneiform nur als Sublingualtablette im Handel.

Einnahmeempfehlungen
Oxycodon, Hydromorphon und Morphin in der Regel 2 × täglich alle 12 h zu oder unabhängig von den Mahlzeiten mit ausreichend Flüssigkeit einnehmen. Die Zeitspanne von 12 h zwischen den Einzelgaben sollte möglichst nicht unterschritten werden.

Hydrocodon mit reichlich Flüssigkeit einnehmen, möglichst nicht auf leeren Magen.

Dihydrocodein unzerkaut mit reichlich Flüssigkeit nach festem Zeitplan im Regelfall 2 × täglich einnehmen. Ein behandlungsfreies Intervall von 8 h sollte nicht unterschritten werden. Sublingualtabletten mit Buprenorphin werden unter die Zunge gelegt und lösen sich innerhalb von 2–10 min auf. Bei trockener Mundschleimhaut können einige Tropfen Flüssigkeit hinzugefügt werden. Sublingualtabletten dürfen nicht gekaut oder geschluckt werden. Opioide als Antitussiva zur Nacht anwenden.

Pentazocin: mit ausreichend Flüssigkeit einnehmen, Einnahme alle 3–4 Stunden ggf. wiederholen.

Auf den Genuss von Alkohol sollte unter einer Opioidtherapie verzichtet werden.

Fentanyl wird als Lutschtablette im Mund an die Wange gelegt und mit einem Applikator hin und her bewegt.

Pädiatrische Dosierung

	Kinder	
	ED [mg/kg KG]	TD [mg/kg KG]
Codein	0,5	2–3
Morphin	0,2	0,8–1,2
Pentazocin	1*	
Pethidin	0,5–2	6
Tilidin	0,5 (ab 2 J.)	2

* Perorale Arzneiformen für Kinder unter 12 Jahren stehen in Deutschland nicht zur Verfügung.

Opioidantagonisten

Pharmakodynamik

Naltrexon und Naloxon sind Opiatantagonisten (Blockade der Morphin-Rezeptoren). Sie kommen bei Opioidvergiftungen oder in Kombination mit Opioiden, zur Vermeidung des Missbrauchs durch Opiatabhängige, zum Einsatz.

Pharmakokinetik

Arzneistoff	ED [mg]	TD [mg]	PB [%]	BV [%]	HWZ [h]	t_{max}	E
Naloxon	4–12		32–45	2	1	0,5–2	überw. R
Naltrexon	50	50	21	11	4–9		R

Interaktionen mit der Nahrung

Interaktionen mit der Nahrung sind nicht beschrieben.

Einnahmeempfehlungen

Einnahme mit etwas Flüssigkeit. Naloxon wird nur parenteral angewendet.

Oxicame

Pharmakodynamik
Die Arzneistoffe Piroxicam, Meloxicam, Lornoxicam und Tenoxicam werden als Antiphlogistika und Antirheumatika eingesetzt. Sie wirken über eine Hemmung der Cyclooxygenase, Meloxicam zeigt eine etwas höhere Affinität zur COX-2.

Pharmakokinetik

	ED [mg]	TD [mg]	PB [%]	BV [%]	HWZ [h]	t_{max} [h]	E [%]
Lornoxicam	4–8	16	99	90–100	3–4	1–2	30 R, 60 B
Meloxicam	7,5–15	15	99	89	20		50 R
Piroxicam	10–20	40	98	100	30–60	2–3	überw. R
Tenoxicam	20	40	99	100	70	6–10	66 R

Die Oxicame zeigen einen enterohepatischern Kreislauf, so dass es zu zwei Plasmaspitzen kommt.

Interaktionen mit der Nahrung
Direkte relevante WW sind nicht beschrieben. Die Einnahme erfolgt zur Mahlzeit aufgrund besserer Magenverträglichkeit. Durch Nahrung wird aber wie bei allen NSAR die Resorption verzögert (beschrieben für Tenoxicam). Für Meloxicam ist keine WW mit der der Nahrung beschrieben.

Besondere Arzneiformen
Piroxicam-β-Cyclodextrin (Brexidol®) zeigt ebenfalls keine Interaktionen mit der Nahrung.

Einnahmeempfehlungen
Einnahme während oder nach einer Mahlzeit mit ausreichend Flüssigkeit (mind. 50 ml). Bei Tenoxicam sollte die Einnahme möglichst immer zur gleichen Tageszeit erfolgen.

Paracetamol

Pharmakodynamik
Paracetamol wird als Analgetikum und Antipyretikum eingesetzt. Es hemmt vermutlich zentral unspezifisch die Cyclooxygenase.

Pharmakokinetik

	ED [mg]	TD [mg]	PB [%]	BV [%]	HWZ [h]	t_{max} [h]	WE [min]	WD [h]	E
Paracetamol	25–600	4000	10	70–90	1,5–2,5	0,5–1,5	30	3–4	R

Interaktionen mit der Nahrung
Die Einnahme zu oder nach einer Mahlzeit kann zu einer deutlichen Wirkungsverzögerung führen. Je höher der Ballaststoffanteil der Nahrung ist, umso stärker ist die Resorptionsverzögerung. Die absolute Bioverfügbarkeit bleibt aber unverändert. Akuter Alkoholkonsum vermindert den Abbau von Paracetamol, chronischer fördert den Abbau von Paracetamol. Durch Alkohol kann die Hepatotoxizität von Paracetamol gesteigert werden.

Einnahmeempfehlungen
Einnahme 1 h vor der Mahlzeit oder 2–3 h nach einer Mahlzeit. Die Einnahme mit Ballaststoffen und besonders Alkohol ist zu vermeiden. Die Tagesdosis sollte auf 3–4 Einzelgaben verteilt werden. Die Einnahmedauer sollte bei Paracetamol den Zeitraum von einer Woche nicht überschreiten. Vorsicht bei Patienten mit Leber- oder Nierenschäden.

Dosierung

	Erwachsene		Kinder	
	ED [mg/kg KG]	TD [mg/kg KG]	ED [mg/kg KG]	TD [mg/kg KG]
Paracetamol	10–15	50	10– (15)	

Profene

Pharmakodynamik

Ibuprofen, Ketoprofen, Naproxen und Dexketoprofen werden als Analgetika und Antirheumatika eingesetzt. Sie wirken über eine unspezifische Hemmung der Cyclooxygenasen. Ferner zeigen sie eine antipyretische Wirkung.

Pharmakokinetik

	ED [mg]	TD [mg]	PB [%]	BV [%]	HWZ [h]	t_{max} [h]	WE [min]	WD [h]	E [%]
Dexibuprofen	200–400		99	100	1,8–3,5	3–4	30	4–6	90 R
Dexketoprofen	25	75	99	90	1,65	0,5			R
Ibuprofen	200–800	2400	99	100	1,8–3,5	3–4	30	4–6	90 R
Ketoprofen	50–100	300	99	90	1,5–2	1–2			92 R
Naproxen	250–1000	1250	99	90	10–18	1	60	7	R

Die Resorption erfolgt teilweise im Magen, vollständig im Dünndarm.

Interaktionen mit der Nahrung

Ibuprofen, Naproxen und Ketoprofen werden mit der Nahrung deutlich verzögert aufgenommen. Bei Ketoprofen ist die Resorption um 100 min durch die Nahrung verzögert, die Maximalkonzentration um 35% reduziert. Ibuprofen verstärkt insbesondere in höheren Dosen die Wirkung von Alkohol. Bei Naproxen wird die Bioverfügbarkeit durch Nahrung nicht verringert, nur t_{max} verzögert.

Einnahmeempfehlungen

Zwar wird durch Nahrung die Resorption aller Profene zum Teil beachtlich verzögert, doch sollte wegen der besseren Verträglichkeit die Einnahme nicht auf nüchternen Magen erfolgen, bei empfindlichen Patienten besser zur Mahlzeit. Ausreichend Flüssigkeit ist zur Einnahme erforderlich. Beim Dexketoprofen und Naproxen sollte die

Einnahme mindestens 30 min vor einer Mahlzeit erfolgen. Die antirheumatische Wirkung setzt in voller Stärke innerhalb von 2 Wochen ein.

Pädiatrische Dosierung
Ibuprofen: TD 20–30 mg/kg KG bei Kindern ab 3 Monate, verteilt auf 3–4 Einzelgaben

Pyrazolone

Pharmakodynamik
Propyphenazon, Phenazon und Metamizol (Novaminsulfon) werden als Analgetika und Antipyretika eingesetzt, Metamizol hat zusätzlich eine spasmolytische Wirkkomponente.

Pharmakokinetik

	ED [mg]	TD [mg]	PB [%]	BV [%]	HWZ [h]	t_{max} [h]	E [%]
Metamizol	500	5000	50	90	2,7–11,2*	1–2	96 R
Phenazon	500–1000	4000	0	100	11–1,2	1–2	R
Propyphenazon	220	660	10–40	~100	1,5–2		80 R

* je nach Metabolit

Interaktionen mit der Nahrung
Die Resorption von Phenazon wird durch die Nahrung reduziert. Nahrung hat keinen Einfluss auf die Pharmakokinetik von Metamizol.

Einnahmeempfehlungen
Einnahme von Propyphenazon und Phenazon laut Hersteller zu den Mahlzeiten, bei Metamizol kann die Einnahme unabhängig von den Mahlzeiten mit viel Flüssigkeit erfolgen. Die Einnahme kann alle 4–8 h bis zum Erreichen der Tageshöchstdosis wiederholt werden. Metamizol färbt den Harn rot!

Tramadol

Pharmakodynamik
Tramadol ist ein partieller Opiat-Agonist, dessen maximale Wirkstärke jedoch deutlich geringer ist als bei den klassischen Opiaten (1/5–1/10 Morphinstärke), ebenso die atemdepressive und suchterzeugende Wirkung. Tramadol wird als Analgetikum bei starken bis mässig starken Schmerzen eingesetzt.

Pharmakokinetik

	ED [mg]	TD [mg]	PB [%]	BV [%]	HWZ [h]	t_{max} [h]	WD [h]	E	WE [min]
Tramadol	50–200	400*	15–20	68	1–2 5–7	1,2 5–6+	3–4 8–12+	R	30–60

* bei starken Schmerzen nach einer Operation oder Tumorschmerzen können auch deutlich höhere TD erforderlich sein
+ Retard

Interaktionen mit der Nahrung
Interaktionen mit Nahrungsmitteln sind nicht beschrieben, die zentrale Wirkung von Alkohol wird verstärkt (insbesondere die Atemdepression).

Einnahmeempfehlungen
Tramadol unabhängig von den Mahlzeiten mit ausreichend Flüssigkeit einnehmen. Auf den Genuss von Alkohol sollte verzichtet werden.

Pädiatrische Dosierung
ED: 1–2 mg/kg KG

Anorektika/Analeptika

Coffein

Pharmakodynamik
Coffein führt zu einer Hemmung der Phosphodiesterase, Mobilisierung von Calcium und der Freisetzung von Catecholaminen. Es wird als Stimulans und zur kurzfristigen Beseitigung von Ermüdungserscheinungen verwendet. Coffein kommt hauptsächlich in Kombinationspräparaten mit Schmerzmitteln zum Einsatz.

Pharmakokinetik

	ED [mg]	TD [mg]	PB [%]	BV [%]	HWZ [h]	t_{max} [min]	E
Coffein	30–200	600	10	100	3,5	30–40	R

Interaktionen mit der Nahrung
Coffein kann die Resorption von Alkohol beschleunigen.

Einnahmeempfehlungen
Einnahme unzerkaut mit etwas Flüssigkeit.

Indirekte Sympathomimetika

Pharmakodynamik

Indirekte Sympathomimetika werden als Appetitzügler (Norephedrin), Stimulantien (Amphetamin, Metamphetamin) z.B. bei zwanghaften Schlafanfällen (Narkolepsie) und für Kinder und Jugendliche beim hyperkinetischen Syndrom (Methylphenidat, Btm) verwendet. Darüber hinaus sind sie in Grippe-Kombinationspräparaten enthalten. Die Substanzen wirken als indirekte, teilweise direkte Sympathomimetika.

Pharmakokinetik

	ED [mg]	TD [mg]	PB [%]	BV [%]	HWZ [h]	t_{max} [h]	WE [min]	WD [h]	E
Amfepramon	25–60	75			3–6	4–8	30		R
Ephedrin	25–50	150		100	2,5–4		15–60	2–4	R
Methylphenidat	5–20	60	20–33	10–50	2–4	2			R
Norpseudoephedrin	30	30		100	3–92				R
Phenylephrin	10	60		20–25	2–3				R
Phenylpropanolamin*	25–50	150			0,05	4			R

* als Retardformulierung

Interaktionen mit der Nahrung

Die Einnahme von Methylphenidat wird durch Mahlzeiten beeinträchtigt, da eine ausreichende Magensäurekonzentration zur Resorption erforderlich ist.

Einnahmeempfehlungen

Phenylpropanolamin und Norpseudoephedrin nach dem Frühstück unzerkaut mit etwas Flüssigkeit einnehmen.

Amphepramon als Retardformulierung 1 × täglich im Laufe des Vormittags bis 30 min vor dem Mittagessen. Einnahme von Methylphenidat sollte zu oder nach den Mahlzeiten erfolgen. Treten anorektische Effekte auf 1 h nach den Mahlzeiten. Bei Kindern sollte Methylphenidat bevorzugt 1 h nach den Mahlzeiten gegeben werden. Beim Einsatz als Appetitzügler sollte die Behandlungsdauer im Regelfall 4–6 Wochen betragen, maximal bis zu 3 Monaten.

Modafinil

Pharmakodynamik
Modafinil ist ein Psychostimulans, das zur Therapie der Narkolepsie (plötzliche Schlafepisoden) eingesetzt wird.

Pharmakokinetik

	ED [mg]	TD [mg]	PB [%]	BV [%]	HWZ [h]	t_{max} [h]	E
Modafinil	100	400	62		10–12	2–3	R

Interaktionen mit der Nahrung
Durch Alkohol wird der Einfluss auf das Reaktionsvermögen verstärkt. Nahrung beeinflusst nicht die Bioverfügbarkeit von Modafinil.

Einnahmeempfehlungen
Einnahme morgens und mittags oder als Einzeldosis am Morgen.

Orlistat

Pharmakodynamik
Orlistat ist ein Lipasehemmstoff der die Fettverdauung bzw. die enzymatische Spaltung von Fetten in Glycerin und freie Fettsäuren reduziert, die dann verringert aufgenommen werden können. Es wird zur Gewichtsreduktion eingesetzt.

Pharmakokinetik

	ED [mg]	TD [mg]	PB [%]	BV [%]	HWZ	t_{max}	E [%]
Orlistat	120	360	*	*	*	*	97 F

* Orlistat wird so gut wie gar nicht aus dem GIT resorbiert.

Interaktionen mit der Nahrung
Unter einer Therapie mit Orlistat kann eine verminderte Aufnahme der fettlöslichen Vitamine A, D, K, E und Betacaroten auftreten. Interaktionen mit Alkohol sind nicht beschrieben.

Einnahmeempfehlungen
Einnahme unmittelbar vor, während oder bis zu einer Stunde nach der Hauptmahlzeit. Bei nahezu fettlosen Mahlzeiten sollte auf die Einnahme verzichtet werden, bei einer sehr fettreichen Mahlzeit können die Nebenwirkungen verstärkt auftreten. Einnahme max. 2 Jahre lang, und in Kombination mit einer Diät.

Sibutramin

Pharmakodynamik
Sibutramin wird eingesetzt zur Gewichtsreduktion, als unterstützende Therapie bei Patienten mit ernährungsbedingter, krankhafter Adipositas. Es hemmt die Wiederaufnahme von Serotonin und Noradrenalin und verstärkt dadurch das Sättigungsgefühl.

Pharmakokinetik

	ED [mg]	TD [mg]	PB [%]	BV [%]	HWZ [h]	t_{max} [h]	E
Sibutramin	10–15	10–15	94–97		1,1	1,2*	R+B

Sibutramin zeigt einen ausgeprägten First-pass-Effekt.
* Metaboliten 14–16 h

Interaktionen mit der Nahrung
Interaktionen mit der Nahrung sind nicht beschrieben.

Einnahmeempfehlungen
Einnahme 1 × täglich morgens mit ausreichend Flüssigkeit. Sibutramin sollte nicht länger als 1 Jahr eingenommen werden. Eine Beeinträchtigung des Reaktionsvermögens ist möglich.

Antazida

Aluminiumhaltige Antazida

Pharmakodynamik
Die aluminiumhaltigen Antazida Aluminiumhydroxid, Aluminium-Magnesium-Silikat, Aluminiumphosphat, Hydrotalcid, Magaldrat und Aluminiumoxid werden bei überhöhter Magensäureproduktion und den damit verbundenen Symptomen Sodbrennen, Völlegefühl, Magendrücken, Magen- und Duodenalulcera sowie Refluxösophagitis eingesetzt.

Pharmakokinetik

	ED [mg]	TD [mg]	PB [%]	BV [%]	HWZ	t_{max}	WE	WD [min]	E
$Al(OH)_3$	320	4480						30–60	F/R
$Al_2Mg(SiO_3)_4$	2500	10000							F/R
Al_2O_3	200	1600							F/R
$AlPO_4$	2000	8000							F/R
Hydrotalcid	500–1000	4000						120	F/R
Magaldrat	400–800	6400						120	F/R

Interaktionen mit der Nahrung
Durch Einnahme von aluminiumhaltigen Arzneimitteln wird die Phosphatresorption aufgrund der Fällung von Aluminiumphosphat im GIT gesenkt. Durch eine citratreiche Nahrung aus Fruchtsäften, Limonaden, Obstweinen oder Brausetabletten kann die Aluminiumresorption gesteigert werden und es kommt zu erhöhten Aluminiumblutspiegeln, die sich im schlimmsten Fall in Blutarmut, Verwirrung, Muskelzucken und Krampfanfällen bis hin zum Koma äußern.

Einnahmeempfehlungen
Einnahme 1–2 h nach der Mahlzeit und eventuell 3 h später erneut. Zusätzlich kann eine Einnahme vor dem Schlafengehen erfolgen. Nur bei Personen mit Niereninsuffizienz, Kindern, Patienten nach Entfer-

nung der Nebenschilddrüse oder unter Eisenmangel kann es zu einem bedrohlichen Anstieg des Aluminiumspiegels kommen. Hier muss die gleichzeitige Einnahme von aluminiumhaltigen Antazida und Citraten oder säurehaltigen Getränken vermieden oder besser ganz auf einen Einsatz aluminiumhaltiger Antazida verzichtet werden.

Aluminiumfreie Antazida

Pharmakodynamik
Die aluminiumfreien Antazida werden wie die aluminiumhaltigen bei Sodbrennen, Magendrücken, Völlegefühl, etc. eingesetzt, meist in Kombinationspräparaten.

Pharmakokinetik

	ED [mg]	TD [mg]	PB [%]	BV [%]	HWZ	t_{max}	WD [h]	E
Calciumcarbonat	700	4200					0,5–1	R/F
Magnesiumcarbonat	100	1000		5–10*				R/F
Magnesiumhydroxid	165	750		5–10*			0,5–3	R/F
Magnesiumoxid	250–500			5–10*				R/F

* bezogen auf Magnesium

Interaktionen mit der Nahrung
Schwerwiegende Interaktionen mit der Nahrung sind nicht beschrieben.

Einnahmeempfehlungen
Einnahme 1–2 h nach der Mahlzeit und eventuell 3 h später erneut. Zusätzlich kann eine Einnahme vor dem Schlafengehen erfolgen. Die Patienten sind bei den magnesiumhaltigen Präparaten auf den laxierenden Effekt (nach 2–8 h) hinzuweisen.

Sucralfat

Pharmakodynamik
Sucralfat wird zur Behandlung von Ulcus duodeni, Ulcus ventriculi, zur Rezidivprophylaxe des Ulcus duodeni und des Ulcus ventriculi sowie bei Refluxösophagitis eingesetzt. Sucralfat bildet zusammen mit Gewebsproteinen eine Schutzschicht auf der Schleimhaut und verhindert dadurch einen Säureangriff.

Pharmakokinetik

	ED [mg]	TD [mg]	PB [%]	BV [%]	HWZ	t_{max}	WD [h]	E
Sucralfat	1000	4000		0,5–2			6	R/F

Interaktionen mit der Nahrung
Die gemeinsame Einnahme mit hohen Dosen von Citraten kann die Aluminiumresorption steigern.

Einnahmeempfehlungen
4 × 1000 mg 30 min vor den Mahlzeiten, zur Rezidivprophylaxe morgens und abends, möglichst auf leeren Magen. Eine weitere Gabe vor dem Schlafengehen. Die Therapie sollte über 4–6 Wochen erfolgen, in Einzelfällen über 12 Wochen (Rezidivprophylaxe bis 12 Monate).

Anthelminthika

Mebendazol, Albendazol

Pharmakodynamik
Mebendazol und Albendazol werden bei Enterobiasis (Oxyuriasis), Askariasis, Trichuriasis, Ankylostomiasis, Strongyloidiasis und Taeniasis eingesetzt.

Pharmakokinetik

	ED [mg]	TD [mg]	PB [%]	BV [%]	HWZ [h]	t_{max} [h]	E
Albendazol	400	800		< 5	8	2–2,4	B
Mebendazol	100	200			2,8–9	1,5–7,5	B

Interaktionen mit der Nahrung
Die Resorption ist nahrungsabhängig. Bei Nüchterneinnahme werden keine nennenswerten Blutspiegel erreicht, bei gleichzeitiger Einnahme fettreicher Nahrung kann die Resorption um bis zu 10% gesteigert werden. Emulgiertes Fett hat dagegen keinen Effekt auf die Resorption.

Einnahmeempfehlungen
Einnahme morgens und abends zerkaut oder unzerkaut auf leeren Magen, nur bei Echinokokkose ist eine Einnahme zum Essen (möglichst fettreich, 40 g Fett pro Mahlzeit) vorgesehen.

Niclosamid

Pharmakodynamik
Niclosamid ist als Anthelminthikum bei Bandwürmern (Rinder-, Schweinebandwurm) wirksam. Es hemmt die oxidative Phosphorylierung in den Mitochondrien der Parasiten.

Pharmakokinetik

	ED [mg]	TD [mg]	PB [%]	BV [%]	HWZ	t_{max}	E
Niclosamid	500	2000	*	*	*	*	F

* Arzneistoff wird nicht aus dem GIT resorbiert.

Interaktionen mit der Nahrung
Eine Wechselwirkung mit Alkohol ist nicht auszuschließen.

Einnahmeempfehlungen
Tagesdosis auf 1 × nach dem Frühstück oder besser nüchtern einnehmen. Die Tabletten sollen fein zerkaut werden. Einzelne Segmente der Würmer können noch über eine Woche ausgeschieden werden. Eine Kombination mit Abführmitteln ist möglich.

Pyrviniumembonat

Pharmakodynamik

Pyrviniumembonat kommt als Anthelminthikum bei Oxyuriasis (Infektionen durch den Madenwurm *Enterobius vermicularis*) zum Einsatz. Der Wirkstoff blockiert die Glucoseversorgung des Madenwurms.

Pharmakokinetik

	ED [mg]	TD [mg]	PB [%]	BV [%]	HWZ	t_{max}	E
Pyrviniumembonat	75	400	*	*	*	*	F

* Arzneistoff wird nicht aus dem GIT resorbiert

Interaktionen mit der Nahrung

Interaktionen mit der Nahrung sind nicht beschrieben.

Einnahmeempfehlungen

Einnahme zum Essen aber auch unabhängig davon möglich, im Regelfall als Einmaldosis (Einmalbehandlung). Bei Therapieversagen erneute Dosis, keine Dosiserhöhung. Wiederholungsbehandlung sollte nach 2–4 Wochen erfolgen. Die Suspension kann auch mit Fruchtsaft verdünnt werden.

Antiallergika

H_1-Antihistaminika

Pharmakodynamik
Antihistaminika werden bei histamininduzierten Hautreaktionen wie zum Beispiel der Nesselsucht, bei Rhinitis, Rhinorrhoe oder Juck- und Niesreiz eingesetzt. Sie heben kompetitiv die Wirkung von Histamin an den H_1-Rezeptoren auf. Ferner kommt bei einigen Verbindungen ein mastzellstabilisierender Effekt hinzu.

Pharmakokinetik

Wirkstoff	ED [mg]	TD [mg]	PB [%]	BV [%]	HWZ [h]	t_{max} [h]	WE [h]	WD [h]	E [%]
Azelastin	2	4	80	82	20				75 F, 25 R
Bamipin	50	50–400			9,52	1,0			R
Cetirizin	10	10	93	70,1	7,4	0,7	0,3	24	R
Clemastin	1	2	95	~ 100	3,6	2–4	2	3–6	~ 65 R
Desloratadin	5	5	83–87		27	3		24	R
Dexchlorpheniramin	2	12	72	52–57	17–30	3	0,5	3–6	R
Dimetinden	1	6	90	~ 100	6,3	< 1	0,5	8–10	R (pH-abh.) + B
Ebastin	10	20	95	100	15–19	2,6–4		24	R
Fexofenadin	120–180	180	60–70		1–15	1–3	1–3	12–24	B
Ketotifen	1	2	~ 75	> 80	20	3–4	10 Wo*		60 R
Levocetirizin	5	5	90	~ 20	7,9	0,9	1	24–48	86 R
Loratadin	10	10	99	dosis-ab.	12,4–19,6	1–2	1–3	24–48	R + B
Mizolastin	10	10	98,4	65	13,5	1,5	1		B
Terfenadin	60	120	97		20	2,5	1–2	12	R + B

* voller Wirkeintritt

Interaktion mit der Nahrung

Bei gleichzeitiger Einnahme von H_1-Antihistaminika (besonders Clemastin und Dimetinden) mit Alkohol kommt es sowohl zu einer Wirkungsverstärkung im Sinne der Sedierung als auch zu Intoxikationserscheinungen.

Bei Fexofenadin wird die Bioverfügbarkeit durch gleichzeitige Einnahme von magnesiumhaltigen Nahrungsmitteln und Nahrungsergänzungsmitteln verringert. Im Gegensatz zu seinem Vorgänger Terfenadin kann es bei Fexofenadin nicht zu Arrhythmien durch gleichzeitigen Genuss von Grapefruitsaft kommen.

Bei Loratadin und Terfenadin wird bei gleichzeitiger Einnahme mit der Nahrung die Resorption um ungefähr eine Stunde verzögert. Die Wirkung kann dadurch verlängert werden.

Auf Loratadin und Mizolastin hat Alkohol keinen Einfluss, beide besitzen jedoch sedierende Eigenschaften. Bei gleichzeitiger Gabe von Hemmstoffen der Cytochromperoxidase, wie zum Beispiel durch Grapefruitsaft kann es zu einer Überdosierung der Arzneistoffe Mizolastin und Terfenadin mit einer Verlängerung des QT-Intervalls, also Herzrhythmusstörungen kommen.

Durch die Hemmung der CYP 450 wird auch die Metabolisierung von Terfenadin zum aktiven Metaboliten Fexofenadin unterbunden. Bei Clemastin und Astemizol (a.H.) wird die Bioverfügbarkeit durch Nahrung um 60 % verringert.

Einnahmeempfehlungen

Clemastin und Astemizol vor dem Essen einnehmen, Terfenadin zum Essen. Bei den meisten Vertretern der H_1-Antihistaminika kann die Einnahme unabhängig von der Nahrung erfolgen. Cetirizin und Levocetirizin sollten möglichst am Abend eingenommen werden. Prinzipiell sollte während der Therapie mit H_1-Antihistaminika auf den Genuss von Alkohol verzichtet werden. Eine Hemmung der CYP 450 durch Grapefruitsaft kann besonders bei Terfenadin und Mizolastin zu Arrhythmien führen und sollte deshalb unbedingt unterbleiben.

Pädiatrische Dosierung

Azelastin: Kinder ab 6 Jahre 2 × täglich 2 mg

Cetirizin: Kinder ab 2 Jahre < 30 kg TD 5 mg, > 30 kg TD 10 mg verteilt auf 2 ED, ab 12 J. TD 10 mg

Desloratadin: für Kinder bis 12 Jahre steht ein Sirup zur Verfügung:
1–5 J.   1,25 mg täglich
6–11 J. 2,5 mg täglich
ab 12 Jahre 5 mg (Tabletten)

Loratadin: Kinder 6–12 J. > 30 kg TD 10 mg, < 30 kg TD 5 mg
ab 12 Jahre TD 10 mg

Fexofenadin/Mizolastin: erst ab 12 Jahre zugelassen

Levocetirizin: Kinder von 2–6 J. TD 2,5 mg verteilt auf 2 Einzeldosen (Tropfen)
Kinder ab 6 J. TD 5 mg (Tabletten o. Tropfen)

Antiarrhythmika

Amiodaron

Pharmakodynamik
Amiodaron kommt als K⁺-Kanalblocker bei schwersten Herzrhythmusstörungen zum Einsatz. Es führt zu einer Verlängerung des Aktionspotentials.

Pharmakokinetik

	ED [mg]	TD [mg]	PB [%]	BV [%]	HWZ	t_{max} [h]	WD [Wo]	E
Amiodaron	100–200	600–1200	90	38–50	4 h–25 d	5	3–6	B

Interaktionen mit der Nahrung
Interaktionen mit Alkohol sind nicht auszuschliessen.

Einnahmeempfehlungen
Einnahme während oder nach einer Mahlzeit, um Magenbeschwerden zu vermeiden.

Chinidin/Chinin

Pharmakodynamik
Chinidin wird bei tachykarden supraventrikulären Herzrhythmusstörungen als Na^+-Kanalblocker eingesetzt. Das eng verwandte Chinin wird dagegen zur Therapie von nächtlichen Wadenkrämpfen eingesetzt, es hat eine Curare ähnliche Wirkung.

Pharmakokinetik

	ED [mg]	TD [mg]	PB [%]	BV [%]	HWZ [h]	t_{max} [h]	WD [h]	E
Chinidin	250	2500	70–80	75–90	4–9	1–3	6–8	B + R
Chinin	200	400	70		11–12	1–3		R

Interaktionen mit der Nahrung
Die Bioverfügbarkeit wird durch Nahrung kaum beeinflusst.

Einnahmeempfehlungen
Chinidin: Einnahme der Retardtabletten morgens und abends. Bei Einnahme zum Essen treten weniger Nebenwirkungen auf.
Chinin: 1 × tgl. nach dem Abendessen über 2–3 Wochen.

Ipratropiumbromid

Pharmakodynamik
Ipratropiumbromid wird peroral nur als Antiarrhythmikum (Parasympatholytikum) verwendet.

Pharmakokinetik

	ED [mg]	TD [mg]	PB [%]	BV [%]	HWZ [h]	t_{max} [h]	WE [h]	E
Ipratropiumbromid	10	45	20	3,3	1,6	2–5	0,05–0,5	R

Interaktionen mit der Nahrung
Interaktionen mit der Nahrung sind nicht beschrieben.

Einnahmeempfehlungen
Einnahme vor der Mahlzeit mit ausreichend Flüssigkeit.

Lokalanästhetika (Na$^+$-Kanalblocker)

Pharmakodynamik
Das Lokalanästhetikum Lidocain und das Lokalanästhetikumderivat Procainamid werden als Antiarrhythmika eingesetzt, Lidocain allerdings nur parenteral. Benzocain und Lidocain werden lokal in Halsschmerztabletten eingesetzt. Procain findet sich ferner in Geriatrika. Daneben werden die Lokalanästhetika parenteral zur Leitungs- und Infiltrationsanästhesie verwendet.

Pharmakokinetik

	ED [mg]	TD [mg]	PB [%]	BV [%]	HWZ [h]	t_{max} [min]	WE [h]	E [%]
Benzocain	1,5–10	80		*				
Lidocain		1	8	60	15–35	1–2		R
Procain	50	50	6		0,5–1			80 R
Procainamid		375	15	90	3–4	30–90	1–2,5	R

* Die Resorptin ist extrem gering.

Interaktionen mit der Nahrung
Durch Nahrung wird die Bioverfügbarkeit von Procainamid nicht beeinflusst.

Einnahmeempfehlungen
Procainamid kann zur Vermeidung von Magenbeschwerden zur Nahrung eingenommen werden. Die Anwendung von Lokalanasthetika wie Benzocain bei Halsschmerzen sollte in der Regel alle 2 h Stunden erfolgen, die Pastillen sollten dabei langsam im Mund zergehen.

Propafenon

Pharmakodynamik
Propafenon ist ein membranstabilisierendes Antiarrhythmikum (Natriumkanalblocker), das bei schweren Herzrhythmusstörungen eingesetzt wird.

Pharmakokinetik

	ED [mg]	TD [mg]	PB [%]	BV [%]	HWZ [h]	t_{max} [h]	E
Propafenon	10–300	900	85–95	50	2,8–11*	2–3	R

* große individuelle Schwankungen

Interaktionen mit der Nahrung
Nahrung steigert die Bioverfügbarkeit von Propafenon.

Einnahmeempfehlungen
Tabletten wegen des bitteren Geschmacks und lokal anästhesierenden Effektes unzerkaut mit ausreichend Flüssigkeit nach dem Essen bzw. zum Essen einnehmen.

Antibiotika/Chemotherapeutika

Atovaquon

Pharmakodynamik

Atovaquon wird eingesetzt zur Akutbehandlung von milden bis mässig schweren Formen der *Pneumocystis-carinii*-Pneumonie (PCP), wenn der Patient eine Behandlung mit Trimethoprim/Sulfamethoxazol nicht verträgt. Atovaquon hemmt in zahlreichen humanpathogenen Protozoen selektiv den Elektronentransport der Mitochondrien. In Kombination mit Proguanil wird Atovaquon auch zur Prophylaxe und Behandlung der Malaria tropica eingesetzt (wirksam gegen Blutschizonten und hepatische Schizonten von *Plasmodium falciparum*).

Pharmakokinetik

	ED [mg]	TD [mg]	PB [%]	BV [%]	HWZ [d]	t_{max}	WE [Wo]	E
Atovaquon	250–750	1500	99,9	21 (Tabl.)* 47 (Susp.)*	2–3		1–3	B

* bei Einnahme mit Nahrung

Interaktionen mit der Nahrung

Die Bioverfügbarkeit von Atovaquon wird bei gleichzeitiger Einnahme mit Nahrung um das 2–4fache erhöht, je nach Fettgehalt der Mahlzeit.

Einnahmeempfehlungen

Die volle Einzeldosis Atovaquon muss zusammen mit einer Mahlzeit – möglichst mit reichlichem Fettgehalt – eingenommen werden.

Cephalosporine

Pharmakodynamik

Cephalosporine sind wie die Penicilline Breitspektrumantibiotika mit β-Lactam-Grundgerüst. Der Wirkmechanismus beruht auf einer Hemmung der bakteriellen Zellwandsynthese. Die neueren Oralcephalosporine zeichnen sich durch eine erhöhte β-Lactamase-Stabilität aus.

Einsatzgebiete sind Infektionen der Haut, Atemwege, Weichteile, Niere, der ableitenden Harnwege, Infektionen im HNO-Bereich, sowie die Gonorrhoe.

Pharmakokinetik

	ED [mg]	TD [mg]	PB [%]	BV [%]	HWZ [h]	t_{max} [h]	WE [d]	E [%]
Cefaclor	125–500	4000	25	> 92	ca. 0,75	1	2–5	R
Cefadroxil	100	4000	18–20	100	1,4	1		R
Cefalexin	500–1000	4000	12	90	0,83	1		R
Cefetametpivoxil	250–500	1500	22	40–58	2–3	3–4	0,5	R
Cefixim	200–400	400	65–70	40–50	2–4	3–4		R
Cefpodoximproxetil	100–200	400	40	40–50	2–3	2–3	3	80 R
Ceftibuten	400	400	62–64	> 84	2,5	2–3		R
Cefuroximaxetil	125–500	1000	33–50	30–60	1–1,5	2–3		R
Loracarbef	200–400	800	25	90	1	1–1,5		R

Interaktionen mit der Nahrung

Cephalosporine zeigen keine nennenswerten Wechselwirkungen mit bestimmten Nahrungsbestandteilen, dennoch kann es bei einer Einnahme zum Essen zu Veränderungen der Bioverfügbarkeit kommen.

Die Cephalosporin-Prodrugs Cefetametpivoxil, Cefuroximaxetil und Cefpodoximproxetil sollten zum oder nach dem Essen eingenommen werden, da sich durch gleichzeitige Nahrungsaufnahme die Resorption verbessert und dadurch die Bioverfügbarkeit um bis zu 30% erhöht wird.

Bei Ceftibuten sollte die Einnahme 1–2 h vor oder nach dem Essen erfolgen, da sich die Bioverfügbarkeit, insbesondere bei fett- und kalorienreichen Mahlzeiten, um 10–20% verringern kann. Nahrung verzögert die Resorption von Cefaclor, Cefalexin (zusätzlich Verringerung der Bioverfügbarkeit) und Cefadroxil.

Einnahmeempfehlungen

Ceftibuten 1–2 h vor oder nach einer Mahlzeit einnehmen. Cephalosporin-Prodrugs möglichst zum oder kurz nach dem Essen einnehmen. Alle anderen Cephalosporine können sowohl vor, zu oder nach einer Mahlzeit eingenommen werden.

Die Cefaclor-Brausetabletten müssen sofort nach dem Auflösen getrunken werden. Loracarbef sollte 2 × täglich morgens und abends vor einer Mahlzeit eingenommen werden.

Pädiatrische Dosierung

Cefaclor: TD 20–30 mg/kg KG, Cefalexin: TD 50 mg/kg KG, Cefpodoximproxetil: TD 5–12 mg/kg KG, Ceftibuten: TD 9 mg/kg KG, Loracarbef: TD 30 mg/kg KG

Chloramphenicol

Pharmakodynamik
Chloramphenicol wird heute aufgrund seiner teilweise schwerwiegenden Nebenwirkungen (Knochenmarksschädigung) nur noch als Reserveantibiotikum zur Behandlung schwerer Infektionen wie z.B. Typhus, Paratyphus und der bakteriellen Meningitis eingesetzt. Seine bakteriostatische Wirkung beruht auf einer Hemmung der Proteinsynthese.

Pharmakokinetik

	ED [mg]	TD [mg]	PB [%]	BV [%]	HWZ [h]	t_{max} [h]	E
Chloramphenicol	250–500	3000	50–70	> 90	1,5–4	2–3	R

Interaktionen mit der Nahrung
Es sind keine Wechselwirkungen mit der Nahrung bekannt.

Einnahmeempfehlungen
Chloramphenicol sollte nicht wiederholt über längere Zeit gegeben werden.

Die Therapie darf nicht länger als 14 Tage durchgeführt werden und sollte eine Gesamtdosis von 30 g nicht überschreiten.

Vitaminreiche Nahrung verbessert die Absorption.

Dosierung

	Erwachsene TD [mg/kg KG]	Kinder TD [mg/kg KG]	Säuglinge TD [mg/kg KG]
Chloramphenicol	25–50	50–80	25

Diaminobenzylpyrimidine

Pharmakodynamik
Diaminobenzylpyrimidine wirken bakteriostatisch, indem sie die Dihydrofolsäurereduktase, und damit die gesamte bakterielle Folsäuresynthese hemmen. Alle drei Wirkstoffe sind in Kombination mit Sulfonamiden im Handel. Der Einsatz von Trimethoprim als Monosubstanz ist lediglich bei unkomplizierten Harnwegsinfekten möglich.

Pharmakokinetik

	ED [mg]	TD [mg]	PB [%]	BV [%]	HWZ [h]	t_{max} [h]	E
Pyrimethamin	25	100		80–87	95	2–7	R
Tetroxoprim	25–100	200	10–14		6–8		R
Trimethoprim	40–160	400	40	80	10	1–4	R

Interaktionen mit der Nahrung
Interaktionen mit Nahrungsbestandteilen sind nicht bekannt.

Einnahmeempfehlungen
Einnahme zum oder nach dem Essen aufgrund der besseren Verträglichkeit.

Pädiatrische Dosierung
Trimetoprim: TD 8 mg/kg KG

Ethambutol

Pharmakodynamik
Ethambutol ist bei Tuberkulose sowie einigen atypischen Mykobakteriosen indiziert, wobei es nur in Kombination mit anderen Antituberkulostatika angewendet werden darf. Ethambutol blockiert die Nukleinsäuresynthese der Mykobakterien. Eine Resistenzentwicklung gegen Ethambutol erfolgt vergleichsweise langsam, was es zu einem wertvollen Partner in der Kombinationstherapie macht.

Pharmakokinetik

	ED [mg]	TD [mg]	PB [%]	BV [%]	HWZ [h]	t_{max} [h]	E
Ethambutol	400	2500	10–40	75–80	ca. 4	2–4	R

Interaktionen mit der Nahrung
Die Resorption von Ethambutol wird durch gleichzeitige Nahrungsaufnahme nicht beeinträchtigt.

Einnahmeempfehlungen
Ethambutol morgens nach dem Frühstück als Einmaldosis einnehmen.

Gyrasehemmer

Pharmakodynamik
Gyrasehemmer sind Breitspektrumantibiotika aus der Gruppe der Chinolone. Der Wirkungstyp dieser Substanzen ist bakterizid und beruht auf einer Hemmung der DNA-Gyrasen (Topoisomerasen).

Pharmakokinetik

	ED [mg]	TD [mg]	PB [%]	BV [%]	HWZ [h]	t_{max} [h]	E [%]
Ciprofloxacin	125–750	1500	20–30	70–80	3–5	1–1,5	R
Enoxacin	200–400	800	ca. 30	87	4–6	1–2	R
Fleroxacin	200–400	400	23	~ 100	ca. 10	1–2	R
Levofloxacin	250–500	1000	30–40	100	6–8	1	85 R
Moxifloxacin	400	400	48	91	12	1,5	R + B
Norfloxacin	400	800	14	40	3–4	0,75–2	R + B
Ofloxacin	100–400	800	25	95	5–7	1	R
Pefloxacin	400–800	800	30	90	11–13		R + B
Sparfloxacin	200–400	400	45	70–90	20	3–5	B + R

Interaktionen mit der Nahrung
Chinolone bilden mit Erdalkali- und Metallionen Chelatkomplexe, wodurch die Absorption wesentlich beeinflusst werden kann. Bei allen Gyrasehemmern sollte deshalb darauf geachtet werden, dass Antacida, Zink-, Magnesium- und Eisensalze nicht gleichzeitig eingenommen werden. Ein Abstand von 4 h ist zu empfehlen. Bei gleichzeitiger Einnahme von Milch oder Joghurt vermindert sich die Bioverfügbarkeit von Norfloxacin um mindestens 40 %, bei Ciprofloxacin um etwa 30 % und bei Fleroxacin um 10 %.

Bei Enoxacin, Ofloxacin und Levofloxacin tritt lediglich eine Verminderung der C_{max} auf. Für Moxifloxacin ist keine Interaktion mit Calciumionen beschrieben, es kann also mit Milch und Milchprodukten verabreicht werden. Mit anderen Nahrungsbestandteilen traten ebenfalls keine klinisch relevanten Wechselwirkungen auf. Auch bei Sparfloxacin hat eine gleichzeitige Nahrungsaufnahme keinen nennenswerten Einfluss auf die Kinetik. Unter der Einnahme von Chinolonen kann es allerdings zu einer Hemmung des Coffeinabbaus kommen, was zu einer verzögerten Ausscheidung und längeren Plasmahalbwertszeiten von Coffein und anderen Xanthinen führen kann.

Einnahmeempfehlungen
Ciprofloxacin und Norfloxacin möglichst nüchtern verabreichen. Alle anderen Gyrasehemmer können auch zu den Mahlzeiten eingenommen werden. Milch, aber auch Mineralwässer mit hohem Calcium- und Magnesiumgehalt sind zur Einnahme nicht geeignet!

Erfolgt die Einnahme 1 × täglich, sollte sie stets zur gleichen Tageszeit erfolgen.

Isoniazid (Isonicotinsäurehydrazid, INH)

Pharmakodynamik
Aufgrund seiner hohen Wirksamkeit ist Isoniazid noch immer das bedeutendste Tuberkulosemittel. Zur Verhütung einer Resistenzbildung wird es meist in Kombination mit anderen Tuberkulostatika eingesetzt. Als Wirkmechanismus wird angenommen, dass Isoniazid, nach Umwandlung in Isonicotinsäure, anstelle von Nicotinsäure in NAD eingebaut wird, was eine Störung der Zellwandsynthese zur Folge hat.

Pharmakokinetik

	ED [mg]	TD [mg]	BV [%]	PB [%]	HWZ [h]	t_{max} [h]	E
Isoniazid	200–300*	600	> 80	30	1–3	1–2	R

* Dosierung erfolgt nach mg pro kg Körpergewicht

Interaktionen mit der Nahrung
Besonders bei kohlenhydratreichen Mahlzeiten kann die Resorption von Isoniazid erheblich verringert werden. Die AUC sinkt um bis zu 50 %. Mit manchen Nahrungsmitteln, die Monoamine enthalten, z.B. Thunfisch und Käse, können Unverträglichkeiten auftreten, da Isoniazid die Histaminase hemmt. Alkohol verstärkt die Hepatotoxizität von Isoniazid.

Einnahmeempfehlungen
Isoniazid möglichst auf nüchternen Magen einnehmen.

Lincosamide

Pharmakodynamik
Lincomycin und Clindamycin sind (Reserve-)Antibiotika, die vor allem bei Anaerobier- und Staphylokokkeninfektionen indiziert sind. Sie wirken bakteriostatisch, indem sie die Proteinbiosynthese hemmen. Clindamycin wird vor allem in Chirurgie und Zahnheilkunde eingesetzt.

Pharmakokinetik

	ED [mg]	TD [mg]	PB [%]	BV [%]	HWZ [h]	t_{max} [h]	E [%]
Clindamycin	150–600	600–1800	60–94	bis 87	2–3	0,75–2	60 F
Lincomycin	250–500	2000	20–30	75–85	5	4	R

Interaktionen mit der Nahrung
Durch gleichzeitige Nahrungsaufnahme wird die Resorption von Clindamycin verzögert. Maximale Blutspiegel werden nüchtern nach 45–60 min erreicht, bei Einnahme zu oder nach einer Mahlzeit nach 2 h.

Bei Lincomycin wird die beste Resorption 4 h vor dem Frühstück erreicht. Lincomycin wird bei gleichzeitiger Einnahme mit Ballaststoffen (z. B. Kleie) deutlich in seiner Bioverfügbarkeit reduziert.

Einnahmeempfehlungen
Clindamycin unabhängig von den Mahlzeiten mit reichlich Flüssigkeit in 3–4 Einzelgaben über den Tag verteilt einnehmen. Lincomycin vor den Mahlzeiten mit viel Flüssigkeit einnehmen.

Makrolide, Azalide, Ketolide

Pharmakodynamik

Makrolid-Antibiotika wirken bakteriostatisch über eine Hemmung der Proteinbiosynthese.

Sie sind ausgesprochen gut verträglich und wirken gegen grampositive, einige gramnegative und zellwandlose Bakterien (Chlamydien, Mykoplasmen). Hauptindikationsgebiete sind Infekte der oberen und unteren Atemwege, Haut-und Weichteilinfektionen und unkomplizierte Genitalinfektionen. Telithromycin gehört zur Gruppe der Ketolide.

Pharmakokinetik

	ED [mg]	TD [mg]	PB [%]	BV [%]	HWZ [h]	t_{max} [h]	E
Azithromycin	250–600	1000	12–52	37	2–4 d	2,5	B
Clarithromycin	250–500	1000	41–72	52–55	4,5–11	3–4	B
Erythromycin	250–1000	4000	60–75	25–50	2–3	1–5	B
Josamycin	300–600	2000	15	gut	1,5–2	1–2	B
Roxithromycin	150–300	600	73–96	70–85	8–15	2	F
Spiramycin	188–375	4000	10	20–60	3–4	2–5	B
Telithromycin	400	800	60–70	57	2–3	1–3	F+R

Interaktionen mit der Nahrung

In Abhängigkeit vom Derivat (Base, Ester, Salz) und der galenischen Verarbeitung variiert die Bioverfügbarkeit von Erythromycin zwischen 25 und 50%.

Bei der Erythromycinbase und ihrem Salz Erythromycinstearat, die beide die Wirkstoffe für alle Kapsel- und Tablettenpräparate darstellen (Ausnahme: Erysec®), ist die Bioverfügbarkeit auf nüchternen Magen deutlich höher als bei einer Einnahme zum Essen.

Die Erythromycinester (-estolat, -stinoprat, -succinat) stellen Prodrugs der Erythromycinbase dar und werden in Form von Säften und Granulaten verabreicht. Eine gleichzeitige Nahrungsaufnahme fördert die Resorption der Erythromycinester.

Makrolide, Azalide, Ketolide

Die Einnahmeempfehlungen der Hersteller für Erythromycinbase, -stearat und -ester (-estolat, -stinoprat, -succinat) variieren sehr stark und sind teilweise widersprüchlich.

Die Bioverfügbarkeit von Azithromycin kann bei einer Einnahme zum Essen um mehr als 50% verringert sein. Aufgrund der galenischen Verarbeitung können Azithromycin-Filmtabletten jedoch unabhängig von den Mahlzeiten eingenommen werden. Bei Azithromycin-Kapseln sollte allerdings ein ausreichender Abstand zum Essen eingehalten werden.

Roxithromycin wird weitgehend unabhängig von einer gleichzeitigen Nahrungsaufnahme resorbiert. Eine Mahlzeit verringert die Bioverfügbarkeit um etwa 15%. Milch dagegen steigert, durch einen relativ hohen Fettgehalt und eine daraus resultierende längere Magenverweilzeit, die Bioverfügbarkeit um etwa den gleichen Prozentsatz.

Bei Clarithromycin wird die Resorption durch eine Mahlzeit lediglich verzögert. Die Resorption von Spiramycin wird durch eine gleichzeitige Nahrungsaufnahme nicht beeinflusst. Josamycin wird am besten zwischen den Mahlzeiten eingenommen.

Die Plasmaspiegel von Telithromycin können durch eine gleichzeitige Gabe von CYP 3 A4-Induktoren (z.B. auch Johanniskraut) deutlich reduziert werden. Die gleichzeitige Gabe von Enzyminhibitoren, wie z.B. Itraconazol, hat einen Anstieg der Plasmakonzentration zur Folge.

Einnahmeempfehlungen

Erythromycin-Tabletten und -Kapseln nüchtern einnehmen; einige Hersteller empfehlen auch zum Essen. Erythromycin-Säfte und -Granulate am besten zu den Mahlzeiten oder kurz danach verabreichen; einige Hersteller empfehlen mit Abstand zur Nahrung.

Azithromycin-Kapseln mindestens 1 h vor oder frühestens 2 h nach einer Mahlzeit einnehmen. Azithromycin-Filmtabletten dagegen können unabhängig von den Mahlzeiten, allerdings mit reichlich Flüssigkeit eingenommen werden.

Roxithromycin 15 min vor dem Essen einnehmen.

Clarithromycin und Spiramycin werden am besten vor einer Mahlzeit, Josamycin zwischen den Mahlzeiten und Telithromycin zu den Mahlzeiten oder auch unabhängig davon eingenommen.

Pädiatrische Dosierung

	ED [mg/kg KG]	TD [mg/kg KG]
Erythromycin	7,5	30–50
Azithromycin	5–10	5–10
Roxithromycin		5–7,5

Malariatherapeutika

Pharmakodynamik
Malariamittel sind gegen Plasmodien wirksame Chemotherapeutika. Sie werden nach ihrer Wirkung auf die Malariaerreger in deren verschiedenen Entwicklungsstadien eingeteilt.

Chloroquin wird auch als Basistherapeutikum in der Rheuma-Therapie eingesetzt.

Pharmakokinetik
Gewebeschizontozide Wirkung

	ED [mg]	TD [mg]	PB [%]	BV [%]	HWZ [h]	t_{max} [h]	E
Proguanil	25–100	200	75	40–60	12–24	2–4	R

Zur Gruppe der gewebeschizontoziden Malariamittel gehören auch Pyrimethamin und die Sulfonamide.

Blutschizontozide Wirkung
Die Vermehrung der Plasmodien in den Erythrozyten wird unterdrückt. Diese Wirkstoffe können sowohl zur Prophylaxe als auch zur Therapie der Malaria verwendet werden.

	ED [mg]	TD [mg]	PB [%]	BV [%]	HWZ	t_{max} [h]	E
Chloroquin	81–250	1000*	84–86	50–60	1–2 min	3	R
Mefloquin	250	250*	88–99	98	21 d	ca. 17	B

Auch Proguanil, Doxycyclin, Pyrimethamin und die Sulfonamide gehören zu dieser Gruppe.
* Dosierung nach Körpergewicht

Interaktionen mit der Nahrung
Nahrung im Magen erhöht die Bioverfügbarkeit von Chloroquin und Mefloquin deutlich um bis zu 40%.

Auch Proguanil sollte wegen der besseren Verträglichkeit nach dem Essen eingenommen werden.

Einnahmeempfehlungen
Alle Malariatherapeutika zu oder nach einer Mahlzeit, am besten immer zur gleichen Uhrzeit einnehmen. Die Dosierungen erfolgen nach

Alter oder Körpergewicht. Bei einer Malariaprophylaxe sollte rechtzeitig mit der Einnahme begonnen werden (Chloroquin und Mefloquin 1 Woche vor, Proguanil mindestens 24 h vor Einreise ins Malariagebiet). Die Prophylaxe wird während des Aufenthalts fortgesetzt und erst 6 Wochen nach Verlassen des Gebietes beendet.

Nitrofurantoin

Pharmakodynamik
Nitrofurantoin zählt zu den Chemotherapeutika mit bakteriostatischer (in höheren Konzentrationen bakterizider) Wirkung und wird bei Harnwegsinfektionen eingesetzt. Die Wirkung wird nicht durch Nitrofurantoin selbst, sondern durch dessen intramikrobiell gebildeten Metaboliten erzeugt.

Nitrofurantoin sollte nur verabreicht werden, wenn effektivere und risikoärmere Chemotherapeutika nicht einsetzbar sind.

Pharmakokinetik

	ED [mg]	TD [mg]	PB [%]	BV [%]	HWZ [min]	t_{max} [h]	E
Nitrofurantoin	12–150	400	50	*	30		R

* normalerweise werden keine nennenswerten Plasmaspiegel erreicht

Interaktionen mit der Nahrung
Es sind keine signifikanten Wechselwirkungen mit der Nahrung bekannt. Magnesiumhaltige Antacida können die Resorption von Nitrofurantoin vermindern.

Einnahmeempfehlungen
Einnahme wegen der besseren Verträglichkeit während oder unmittelbar vor einer Mahlzeit oder mit Milch. Die gleichzeitige Einnahme von Alkohol ist zu vermeiden. Nitrofurantoin kann den Urin braun färben.

Dosierung
Nitrofurantoin: 2,5–5 mg/kg KG

Nitroimidazole

Pharmakodynamik
Die Nitroimidazole Metronidazol, Tinidazol und Nimorazol sind Antibiotika mit Wirkung auf obligat anaerobe Bakterien und einige Protozoen wie *Trichomonas vaginalis*. Die bakterizide Wirkung wird durch eine Reduktion der Nitrogruppe und anschließende Interaktion mit der DNA des betroffenen Mikroorganismus erzielt.

Pharmakokinetik

	ED [mg]	TD [mg]	PB [%]	BV [%]	HWZ [h]	t_{max} [h]	E [%]
Metronidazol	250–400	2000	< 20	> 90	6–10	1–2	80 R
Nimorazol	500	2000	15		3	1,5	R
Tinidazol	1000	2000	12	> 90	12–14	2	R

Interaktionen mit der Nahrung
Die gleichzeitige Einnahme von Alkohol ist wegen der Hemmung der Alkoholdehydrogenase (Disulfiram-Syndrom) durch Nitroimidazole zu unterlassen. Es kann sonst zu Unverträglichkeitserscheinungen wie Schwindel, Erbrechen oder Gesichtsrötungen kommen.

Einnahmeempfehlungen
Nitroimidazole aufgrund ihrer ulzerogenen Eigenschaften zu oder nach einer Mahlzeit, nicht aber mit Alkohol einnehmen. Die Therapie sollte auf 6(–10) Tage begrenzt werden.

Pädiatrische Dosierung
Metronidazol: ED 3–10 mg/kg KG, TD 9–30 mg/kg KG

Oxazolidinone

Pharmakodynamik
Linezolid ist der erste Vertreter der Oxazolidinone. Die Substanz zeigt gute Aktivität gegen grampositive Bakterien und einige gramnegative Arten. Die Substanz wirkt über eine selektive Hemmung der bakteriellen Proteinbiosynthese.

Pharmakokinetik

	ED [mg]	TD [mg]	PB [%]	BV [%]	HWZ [h]	t_{max} [h]	E [%]
Linezolid	600	1200	31	100	5–7	2	R

Interaktionen mit der Nahrung
Wechselwirkungen mit der Nahrung sind nicht beschrieben.

Einnahmeempfehlungen
Einnahme 2 × täglich über 10–14 Tage mit oder ohne Nahrung. Die parenterale Therapie kann peroral gut weitergeführt werden. Die maximale Behandlungsdauer beträgt 28 Tage.

Penicilline

Pharmakodynamik
Penicilline sind Breitspektrumantibiotika mit bakterizider Wirkung. Sie stören die Synthese des Mureins, das Grundgerüst der Bakterienzellwand. Penicilline sind, sofern keine Allergie gegen sie vorliegt und die Erreger gegen sie sensibel sind, wegen ihrer geringen Toxizität die Mittel der ersten Wahl. Um die β-Lactamase-Stabilität zu verbessern werden einige Penicilline mit β-Lactamase-Inhibitoren (z.B. Clavulansäure) kombiniert.

Einsatzgebiete sind Infektionen des HNO-Bereiches, im Bereich der tieferen Atemwege, des Zahn-, Mund- und Kieferbereiches, sowie der Haut. Außerdem finden sie Anwendung bei Infektionen durch β-hämolysierende Streptokokken (Scharlach, Wundrose) und zur Infektionsprophylaxe der Herzinnenhaut bei Eingriffen im Zahn- und Kieferbereich.

Pharmakokinetik
Oralpenicilline mit fehlender oder geringer Penicillinase-Festigkeit

	ED [mg]	TD [mg]	PB [%]	BV [%]	HWZ [min]	t_{max} [min]	E
Azidocillin	750	1500	80	75	30–60		R
Phenoxymethylpenicillin	590	6000	61–89	50–60	30–45	30–60	R
Propicillin	280–700	2100	80–85	60	30–60	30–90	R

Penicillinase-stabile Penicilline

	ED [mg]	TD [mg]	PB [%]	BV [%]	HWZ [min]	t_{max} [h]	E
Flucloxacillin	250–500	12000	95	50	45–60	1–2	R

Penicilline mit erweitertem Wirkungsspektrum (Aminopenicilline)

	ED [mg]	TD [mg]	PB [%]	BV [%]	HWZ [min]	t_{max} [h]	E
Amoxicillin	125–1000	6000	17–20	72–94	50–60	1	R
Ampicillin	250–1000	6000	17–20	30–60	60–120	1–2	R

Interaktionen mit der Nahrung
Eine gleichzeitige Nahrungsaufnahme beeinträchtigt signifikant die Resorption von Phenoxymethylpenicillin (Penicillin V), Flucloxacillin und Ampicillin. Um ein Therapieversagen zu vermeiden, sollten diese Penicilline unbedingt nüchtern eingenommen werden. Bei Amoxicillin und Propicillin wird die Resorption durch eine Mahlzeit nicht wesentlich beeinflusst. Durch grosse Flüssigkeitsmengen wird die Resorption der Penicilline signifikant verbessert.

Einnahmeempfehlungen
Azidocillin, Penicillin V und Flucloxacillin 1 h vor, Ampicillin 30 min vor dem Essen einnehmen.

Amoxicillin und Propicillin können auch zu einer Mahlzeit gegeben werden. Magenempfindliche Patienten sollten Amoxicillin zum Essen einnehmen. Die Einnahme erfolgt im Regelfall alle 6 oder 8 h.

Pädiatrische Dosierung
Phenoxymethylpenicillin-K: TD je nach Alter 15000–60000 [100000] I.E./kg KG, Amoxicillin: TD je nach Alter 40–50 [100] mg/kg KG

Penicilline in Kombination mit β-Lactamase-Inhibitoren

Pharmakodynamik
Die Aminopenicilline Ampicillin und Amoxicillin werden auch in fixer Kombination mit den β-Lactamasehemmern Clavulansäure und Sulbactam eingesetzt, Amoxicillin in einem Kombinationspräparat, Ampicillin als ein Ester mit Sulbactam unter dem Namen Sultamicillin. Die Lactamasehemmer haben keine oder nur eine sehr geringe eigene antibiotische Aktivität, verhindern aber einen Abbau des Aminopenicillins durch bakterielle Lactamasen.

Pharmakokinetik

	ED [mg]	TD [mg]	PB [%]	BV [%]	HWZ [min]	t_{max} [min]	E
Amoxicillin*	500–875	1750	17–20	72–94	1		R
Ampicillin*	220–440	440–880	17–20	80–85	1		R
Clavulansäure	125	375	20	70	1,5	1–2	R
Sultamicillin	375–750	1500		80–85			R
Sulbactam	144–288	288–576		80–85			

* in Kombinationspräparaten

Interaktion mit der Nahrung
Interaktionen mit der Nahrung sind nicht beschrieben.

Einnahmeempfehlungen
Amoxicillin/Clavulansäure: 2–3 × tgl. (je nach verordneter Stärke) einnehmen.
Sultamicillin: 2–3 × tgl. zu oder zwischen den Mahlzeiten einnehmen (meist über 5 bis 14 Tage). Säuglinge und Kinder bis 30 kg: TD: 50 mg/kg KG

Pyrazinamid

Pharmakodynamik
Pyrazinamid weist strukturelle Ähnlichkeiten mit Isoniazid auf und wirkt ausschliesslich gegen *Mycobacterium tuberculosis*. Im sauren pH-Bereich besitzt Pyrazinamid bakterizide Wirkung und ist daher besonders effektiv gegen intrazellulär liegende Keime. Aufgrund der raschen Resistenzentwicklung wird Pyrazinamid meist mit anderen Antituberkulotika kombiniert.

Pharmakokinetik

	ED [mg]	TD [mg]	PB [%]	BV [%]	HWZ [h]	t_{max} [h]	E
Pyrazinamid	100–500	2500	5–50	100	6–10	2–3	R

Interaktionen mit der Nahrung
Es sind keine klinisch relevanten Wechselwirkungen mit der Nahrung bekannt.

Einnahmeempfehlungen
Die Tagesdosis von Pyrazinamid nach einer Mahlzeit auf einmal einnehmen.

Rifampicin

Pharmakodynamik

Rifampicin ist ein Antituberkulotikum der ersten Wahl und besitzt ein breites Wirkungsspektrum, das neben Tuberkelbakterien auch einige atypische Mycobakterien und *Mycobacterium leprae* umfasst.

Rifampicin hemmt die DNA-abhängige RNA-Polymerase.

Pharmakokinetik

	ED [mg]	TD [mg]	PB [%]	BV [%]	HWZ [h]	t_{max} [h]	E
Rifampicin	150–600	1200	70–90	fast 100	2–5	2	B

Interaktionen mit der Nahrung

Rifampicin wird bei einer Einnahme zum Essen deutlich schlechter resorbiert als auf nüchternen Magen. Für eine optimale Resorption sollte Rifampicin möglichst 1/2 h vor einer Mahlzeit eingenommen werden.

Einnahmeempfehlungen

Rifampicin nüchtern, ca. 30 min vor dem Essen einnehmen. Bei Magenunverträglichkeiten kann die Gabe auch nach einer leichten Mahlzeit erfolgen.

Sulfonamide

Pharmakodynamik
Aufgrund der starken Resistenzentwicklung gegen Sulfonamide kommen diese Antibiotika meist nur noch in Kombinationspräparaten (z.B. mit Trimethoprim, Pyrimethamin) zum Einsatz. Sulfonamide wirken außer gegen Bakterien auch gegen einige Protozoen, wie z.B. Plasmodien, *Toxoplasma gondii* und *Pneumocystis carinii*. Die bakteriostatische Wirkung beruht auf einer Hemmung der Folsäuresynthese.

Pharmakokinetik
Mittellangwirkende Sulfonamide

	ED [mg]	TD [g]	PB [%]	BV [%]	HWZ [h]	t_{max} [h]	E
Sulfadiazin	500	4	20–55	100	8–16,8	3–6	R
Sulfamethoxazol	400–800	2,4	65	100	10	1–4	R

Langwirkende Sulfonamide

	ED [mg]	TD [g]	PB [%]	BV [%]	HWZ [h]	t_{max} [h]	E
Sulfalen	2000	*	34–80		36–71,5	6	R

* Dosierung erfolgt 1 × wöchentlich

Interaktionen mit der Nahrung
Bei Sulfonamiden sind keine Wechselwirkungen mit der Nahrung bekannt.

Einnahmeempfehlungen
Sulfonamide wegen der besseren Verträglichkeit nach dem Essen einnehmen.

Um das Risiko einer Kristallurie zu vermindern, sollte bei der Einnahme von Sulfonamiden auf eine ausreichende Flüssigkeitszufuhr geachtet werden.

Tetracycline

Doxycyclin/Minocyclin

Pharmakodynamik

Doxycyclin und Minocyclin werden zur Behandlung von Infektionen mit gramnegativen Stäbchen, wie Infektionen des Mund-, Rachen-, Bronchial-, Ohren- und Nasen- oder Gastrointestinalbereichs, sowie bei Infektionen des Urogenitaltraktes, der Gallenwege und der weiblichen Geschlechtsorgane eingesetzt. Sie sind außerdem indiziert bei schweren Formen der Akne und akneähnlichen Beschwerden (Rosacea). Doxycyclin wird zudem bei Borreliose und zur Behandlung und Prophylaxe der Malaria eingesetzt. Neben der antibiotischen zeigen die Substanzen auch antiphlogistische Eigenschaften.

Pharmakokinetik

	ED [mg]	TD [mg]	PB [%]	BV [%]	HWZ [h]	t_{max} [h]	E
Doxycyclin	50–200	400	60–90	95	16–18	1–2	R + B
Minocyclin	50–100	200	75	84	12–17	1–2	R + B

Interaktionen mit der Nahrung

Bei Doxycyclin bzw. Minocyclin wird die Resorption durch bestimmte Nahrungsmittel wie Milch in weit geringerem Ausmaß beeinträchtigt als bei Tetracyclin, manche Autoren fanden auch keine oder zumindest keine klinisch relevante Verminderung der Bioverfügbarkeit durch Nahrungsmittel.

Dennoch wird in allen Fach- und Patienteninformationen der Firmen darauf hingewiesen, eine Einnahme mit Milch oder Milchprodukten zu vermeiden, denn besonders bei weniger empfindlichen Erregern kann ein Therapieversagen schon durch eine nur geringfügig kleinere Bioverfügbarkeit oder individuelle Schwankungen der Serumkonzentration hervorgerufen werden. Bei Einnahme ohne Flüssigkeit besteht die Gefahr eines Speiseröhrengeschwürs durch Hängenbleiben der Kapsel. Bezüglich Alkohol ist die gleiche Interaktion wie bei Tetracyclin/Oxytetracyclin zu beachten.

Einnahmeempfehlungen

Doxycyclin und Minocyclin zum Essen mit genügend Flüssigkeit, am besten Wasser, und in aufrechter Position einnehmen.

Milch und Milchprodukte sollten zur Einnahme vermieden werden. Normalerweise sollten Kinder unter 8 Jahren nicht mit Tetracyclinen behandelt werden. Die Einnahme zum Essen kann GIT-Störungen verringern. In der Aknetherapie über 4-6 Wo. anwenden.

Pädiatrische Dosierung

Doxycylin: Kinder 1 J TD 0,5–3 mg/kg KG (nur Notfall!)
(ab 8 J.) 2–4 mg/kg KG

Tetracyclin/Oxytetracyclin

Pharmakodynamik
Tetracycline sind Breitspektrumantibiotika mit bakteriostatischer Wirkung auf grampositive Bakterien (Streptokokken, Pneumokokken), zahlreiche gramnegative Bakterien und Spirochäten (Borrelien).

Pharmakokinetik

	ED [mg]	TD [mg]	PB [%]	BV [%]	HWZ [h]	t_{max} [h]	E [%]
Oxytetracyclin	250	1000	25	75	9	2–4	30 R + B
Tetracyclin	250–500	2500	25–30	60–80	8–9	2–4	40 R

Interaktionen mit der Nahrung
Aufgrund ihrer chemischen Struktur bilden Tetracycline mit mehrwertigen Kationen wie Calcium, Magnesium, Eisen oder Aluminium schwerlösliche Komplexe. Durch diese Chelatbildungseigenschaften kann es bei gleichzeitiger Aufnahme von Nahrungsmitteln, die solche mehrwertigen Kationen enthalten, zu einer erheblichen Beeinträchtigung der Resorption von Tetracyclinen kommen. Von besonderer Bedeutung ist die zeitgleiche Einnahme einer Tablette mit Milch oder Milchprodukten wie Käse, Quark oder Jogurt. Die in diesen Lebensmitteln enthaltenen Ca^{2+}-Ionen bilden mit Tetracyclin/Oxytetracyclin schwer resorbierbare Komplexe, wodurch es zu stark erniedrigten Plasmakonzentrationen kommen kann.

Einnahmeempfehlungen
Tetracyclin/Oxytetracyclin nüchtern in aufrechter Position mit Leitungswasser, möglichst 30 min bis 1 h vor oder 2 h nach dem Essen einnehmen.

Bei Genuss von Milch und Milchprodukten sollte immer ein ausreichender Abstand zur Tabletteneinnahme eingehalten werden: Einnahme mind. 4 h nach Genuss von Milch oder mindestens 2 h vorher. Auch viele Mineralwässer und mit Calcium angereicherte Fruchtsäfte sind zur Einnahme nicht geeignet.

Tetracyclin/Oxytetracyclin

Außerdem sollte beachtet werden, dass regelmäßiger Alkoholabusus durch Enzyminduktion in der Leber einen schnelleren Abbau des Tetracyclins bewirkt. Die notwendigen Blutspiegel können dann nicht erreicht werden, ein Therapieversagen ist die Folge. Normalerweise sollten Kinder unter 9 Jahren nicht mit Tetracyclinen behandelt werden.

Antidementiva/Nootropika

Cinnarizin

Pharmakodynamik
Cinnarizin wird zur Förderung der Durchblutung eingesetzt, insbesondere bei Symptomen wie mangelnder Hirndurchblutung, Benommenheit und Schwindel, Gefäßbedingten Kopfschmerzen, Ohrensausen, nach Hirnverletzungen, Schlaganfällen und Gehirnerschütterung, mangelnder Organdurchblutung, wie Störung der Gewebsversorgung, nächtlichen Wadenkrämpfen, kalten Händen und Füssen, Blaufärbung der äußeren Gliedmassen, Beschwerden infolge von Krampfadern, bei intermittierendem Hinken, Raynaud Krankheit (anfallsweise auftretende Gefäßkrämpfe im Bereich der Finger).

Pharmakokinetik

	ED [mg]	TD [mg]	PB [%]	BV [%]	HWZ [h]	t_{max} [h]	WE [h]	E [%]
Cinnarizin	75	225	80	k. A.	12–70	2–4	3–4	66 B

Interaktionen mit der Nahrung
Durch Nahrung wird die Resorption verzögert. In Kombination mit Alkohol können das Reaktionsvermögen reduziert sowie orthostatische Regulationsstörungen ausgelöst werden.

Einnahmeempfehlungen
Einnahme 1–3 × täglich zu einer Mahlzeit mit ausreichend Flüssigkeit (Vermeidung von Magen-Darm-Beschwerden).

Ginkgo-Extrakt

Pharmakodynamik

Ginkgo-Extrakte werden zur Steigerung der zentralen Durchblutung, bei Demenz, Tinitus etc. eingesetzt.

Pharmakokinetik

	ED mg GS	TD mg GS	PB [%]	BV [%]	HWZ [h]	t_{max} [h]	E
Ginkgolide	60	240	40–70	100	3,9	~ 1,5	B

Interaktionen mit der Nahrung

Interaktionen mit der Nahrung sind nicht beschrieben.

Einnahmeempfehlungen

Einnahme unabhängig von der Nahrung und mindestens 8 Wochen lang. Bei Patienten mit Magenbeschwerden ist die Einnahme zum Essen zu empfehlen.

Nicergolin

Pharmakodynamik
Nicergolin wirkt als Vasodilatator über eine Blockade des Sympathikus (α-Rezeptorblockade). Es kommt zum Einsatz bei chronischen hirnorganisch-bedingten Leistungsstörungen sowie bei dementiellen Symptomen mit den Leitsymptomen Gedächtnisstörungen, Konzentrationsstörungen, Denkstörungen, vorzeitige Ermüdbarkeit, Antriebs- und Motivationsmangel sowie Affektstörungen.

Pharmakokinetik

	ED [mg]	TD [mg]	PB [%]	BV [%]	HWZ [h]	t_{max} [h]	E [%]
Nicergolin	10–30	60	87	90–100	2,5	2,6	80 R

Interaktionen mit der Nahrung
Nahrung verringert die Resorption von Nicergolin.

Einnahmeempfehlungen
Einnahme vor den Mahlzeiten, bei Magenbeschwerden zu den Mahlzeiten im Regelfall 1–2 × täglich.

Pentoxiphyllin

Pharmakodynamik
Pentoxiphyllin wird zur Steigerung der Durchblutung als Hämorheologikum eingesetzt, insbesondere bei peripheren arteriellen Durchblutungsstörungen im Stadium II nach Fontaine und bei Tinitus.

Pharmakokinetik

	ED [mg]	TD [mg]	PB [%]	BV [%]	HWZ [h]	t_{max} [h]	E
Pentoxiphyllin	100–600	1200	0	100	1–2	2,5	R

Interaktionen mit der Nahrung
Die Resorption von Pentoxiphyllin wird durch die Nahrung verzögert.

Einnahmeempfehlungen
Einnahme unzerkaut mit viel Flüssigkeit und nach dem Essen, teilweise wird das Kapselgerüst unverändert ausgeschieden.

Piracetam

Pharmakodynamik
Piracetam wird als Antidementivum zur Behandlung von Hirnleistungsstörungen, wie Konzentrationsschwäche, Orientierungsstörungen und nachlassender Gedächtnisleistung eingesetzt. Piracetam wirkt über eine Beeinflussung des Gehirnstoffwechsels, z.B. durch Erhöhung der Glucoseverwertung.

Pharmakokinetik

	ED [mg]	TD [mg]	PB [%]	BV [%]	HWZ [h]	t_{max} [min]	E
Piracetam	400–2400	4800*	15	100	5,2	30	R

* in Einzelfällen bis 24 g

Interaktionen mit der Nahrung
Interaktionen mit der Nahrung sind nicht beschrieben.

Einnahmeempfehlungen
Einnahme zu oder nach den Mahlzeiten mit reichlich Flüssigkeit (0,2 l), aber nicht auf nüchternen Magen. Da Piracetam das Reaktionsvermögen einschränkt, sollte das Medikament erst nach 16 Uhr eingenommen werden. Die Therapie muss mindestens acht Wochen lang durchgeführt werden.

Antidiabetika

α-Amylase-Hemmer

Pharmakodynamik
Die Arzneistoffe hemmen im Darm den Zuckerabbau über eine Hemmung der Glucosidasen. Dadurch wird die Resorption der Monosaccharide verringert bzw. verzögert und es kommt nicht zu Blutzuckerspitzen.

Pharmakokinetik
Miglitol wird zu 60 bis 90% resorbiert. Bei höherer Dosierung sinkt die Resorptionsrate prozentual. Die Resorption der Acarbose ist dagegen nur extrem gering.

	ED [mg]	TD [mg]	PB [%]	BV [%]	HWZ [h]	t_{max} [h]	WE [h]	E
Acarbose	50–100	600	0	0,5–2	2	2	1	B
Miglitol	50–100	300	< 4	100	2–3			R

Interaktionen mit der Nahrung
Die Arzneistoffe sollen zusammen mit der Nahrung den Darm erreichen, um dort während des Verdauungsprozesses die Enzyme zu hemmen. Durch Enzyme kann die Wirkung der Arzneistoffe verringert werden.

Bei saccharosereicher Ernährung kommt es bei beiden Substanzen zu Darmbeschwerden wie Blähungen und Durchfall. Durch die Hemmung der Glucosidasen gelangt ein Überangebot an Saccharose in das Colon und wird dort bakteriell abgebaut, was zu GIT-Störungen führen kann.

Durch ein Überangebot an Verdauungsenzymen kommt es zu einer teilweisen Inaktivierung der beiden Substanzen.

Einnahmeempfehlungen
Einnahme regelmäßig mit dem ersten Bissen der Nahrung.

Die Wechselwirkung mit den Verdauungsenzymen ist Ziel der Therapie. Durch die Wahl der Nahrungsmittel (saccharosearm) kann versucht werden, die sich aus dem Wirkmechanismus ergebenden Nebenwirkungen zu verringern. Die gleichzeitige Gabe von Verdauungsenzymen bzw. Nahrungsmitteln, die diese enthalten, sollte vermieden werden. Die Therapie sollte einschleichend beginnen.

Unter der Therapie kann eine Hypoglykämie nicht durch Saccharose-Gabe, sondern nur mit Traubenzucker beeinflußt werden.

Biguanide

Pharmakodynamik

Der einzige heute am Markt befindliche Vertreter der Biguanide ist das Metformin. Es stellt heute das Mittel der Wahl zur Behandlung des Typ 2 Diabetikers dar. Durch Metformin wird der Zuckerstoffwechsel beeinflusst, d. h. Glucose wird verstärkt in Muskel und Fettgewebe aufgenommen, die Glucoseresorption aus dem Darm und die Gluconeogenese werden verlangsamt.

Metformin ist auch zugelassen für Kinder ab 10 Jahre.

Pharmakokinetik

	ED [mg]	TD [mg]	PB [%]	BV [%]	HWZ [h]	t_{max} [h]	E
Metformin	500–1000	3000	0	40–60	2	2–4	R

Interaktionen mit der Nahrung

Durch Metformin kann die Vitamin-B_{12}- und die Folsäure-Resorption vermindert werden. Auf die Wirkung des Metformins hat die Nahrung keinen Einfluss. Aus Gründen der besseren Verträglichkeit wird die Einnahme unmittelbar nach der Mahlzeit empfohlen. Akute und chronische Alkoholzufuhr können die Wirkung verstärken (erhöhte Hypoglykämie und Laktatazidosegefahr).

Einnahmeempfehlungen

Einnahme auf 2–3 Dosen verteilt, nach den Hauptmahlzeiten, und nie gemeinsam mit Alkohol.

Für eine sichere Blutzuckereinstellung ist ein festes Einnahmeregime zu beachten.

Pädiatrische Dosierung:

Metformin: Kinder u. Jugendliche ab 10 Jahre: initial 500–850 mg 1 × täglich, dann Anpassung an nötige Dosis, maximale TD 2 g (in 2 o. 3 ED)

Glinide (Repaglinid und Nateglinid)

Pharmakodynamik

Repaglinid und Nateglinid sind keine Sulfonylharnstoffe, zeigen aber den gleichen Wirkmechanismus über eine gesteigerte Insulinfreisetzung aus den B-Zellen des Pankreas. Sie werden in Kombination mit Biguaniden bei Typ II Diabetikern eingesetzt.

Pharmakokinetik

	ED [mg]	TD [mg]	PB [%]	BV [%]	HWZ [h]	t_{max} [h]	WE [min]	WD [h]	E [%]
Nateglinid	60–120	540	97–99	72	1,5	< 1	15	3–4	83 R
Repaglinid	0,5–2	16	92	63	1	0,5	30	< 4	90 B

Interaktionen mit der Nahrung

Durch Alkohol kann die blutzuckersenkende Wirkung von Repaglinid verstärkt und verlängert werden.

Einnahmeempfehlungen

Einnahme von Repaglinid innerhalb von 15 min vor den Hauptmahlzeiten, Nateglinid 1–30 min vor einer Mahlzeit bzw. zu den Mahlzeiten einnehmen.

Glitazone (Thiazolidindione)/Insulinsensitizer

Glitazone sind selektive Agonisten am PPARχ-Rezeptor und werden zur Steigerung der Insulinsensität im Fettgewebe, in der Skelettmuskulatur und in der Leber eingesetzt. Sie verbessern die Insulinwirkung (Verminderung der Insulinresistenz). Die Wirkung der Glitazone tritt erst nach mehreren Wochen ein.

Pharmakokinetik

	ED [mg]	TD [mg]	PB [%]	BV [%]	HWZ [h]	t_{max} [h]	E [%]
Pioglitazon	30	30	99	80	5–6	2	55 B, 45 R
Rosiglitazon	4–8	8	99,8	99	3–4	1	66 R

Interaktionen mit der Nahrung

Von Rosiglitazon und Pioglitazon sind keine signifikanten Wechselwirkungen mit Nahrungsmitteln beschrieben. Auch Interaktionen bei mäßigem Alkoholkonsum sind nicht zu erwarten.

Einnahmeempfehlungen

Einnahme mit oder ohne eine Mahlzeit. Die Einnahme der Glitazone kann zu einer Gewichtszunahme führen.

Sulfonylharnstoffe

Pharmakodynamik
Sulfonylharnstoffe werden bei Typ-2-Diabetikern zur Verstärkung der Insulinfreisetzung aus den B-Zellen der Langerhans-Inseln der Bauchspeicheldrüse gegeben. Sie sind nur wirksam, wenn die körpereigene Insulinproduktion zumindest noch teilweise erhalten ist. Die Wirkung kommt über die Hemmung von Ionenkanälen zustande.

Pharmakokinetik

	ED [mg]	TD [mg]	PB [%]	BV [%]	HWZ [h]	t_{max} [h]	WE [h]	WD [h]	E [%]
Glibenclamid	1,75–3,5	10,5	98	100	10	2–6	0,5	6–8	R + B
Glibornurid	25	75	> 90	91	6–8	3–4	2–4	24	70 R, 30 B
Gliclazid	80	240	85–97	100	12	2–4	2–5	6	70 R
Glimepirid	1–3	6	99	100	5–6	2,5	2–4	12–24	B + R
Gliquidon	30	120	99	100	1,5	2–3	1–3	12–24	B
Glisoxepid	4	12	93	100	1,5–2		0,5	5–10	R
Tolbutamid	500–1000	3000	95	85–100	6	2–5	1–2	12–18	85 R

Interaktionen mit der Nahrung
Glibenclamid wird aus dem Gastrointestinaltrakt gut resorbiert. Eine gleichzeitige Nahrungsaufnahme kann zu einer verminderten Plasmakonzentration führen. Glimepirid zeigt keine Interaktionen mit Nahrungsbestandteilen. Dagegen zeigt Tolbutamid starke Schwankungen in der Bioverfügbarkeit je nach Nahrungszusammensetzung und Formulierung der Präparate.

Einnahmeempfehlungen
Einnahme vor dem Essen, Schwerpunkt morgens. Ausnahme: Tolbutamid nach dem Frühstück einnehmen. Der gleichzeitige Genuss von Alkohol ist zu vermeiden.

Obwohl bei den neueren Sulfonylharnstoffen keine konkreten Wechselwirkungen mit der Nahrung beschrieben sind, sollten die Ein-

Sulfonylharnstoffe

nahmeempfehlungen streng beachtet werden, um zeitliche Verschiebungen in der Resorption zu vermeiden.

Einnahme von Glibenclamid und Glimepirid 1 × täglich 30 min vor dem Frühstück. Wird 2 × täglich dosiert, so wird Glibenclamid 30 min vor dem Frühstück und 30 min vor dem Abendessen eingenommen. Glimepirid bei 2 × täglicher Gabe 30 min vor dem Frühstück und 30 min vor der ersten Hauptmahlzeit einnehmen.

Dagegen wird bei Tolbutamid die Einnahme nach dem Frühstück empfohlen.

Antidiarrhoika

Kaolin (Smektid)

Pharmakodynamik
Kaolin wird bei Diarrhoe zur Bindung von Flüssigkeit und Bakterientoxinen gegeben.

Dioktaedrischer Smektit lagert sich aufgrund seiner Kristallstruktur und der Korngröße sehr leicht in den Mucus des Verdauungstraktes ein. Dadurch wird die Schleimhautschutzschicht stabilisiert und ihre Widerstandsfähigkeit gegenüber aggressiven Substanzen verstärkt. Große aktive Oberflächen des dioktaedrischen Smektits bedingen eine ausgeprägte Adsorptionskapazität für Gase und Bakterientoxine (z.B. Adsorptionskapazität gegenüber Strychninsulfat: 300–500 mg pro g Smektit).

Pharmakokinetik

	ED [g]	TD [g]	PB [%]	BV [%]	HWZ	t_{max}	E
Kaolin	3	12	*	*	*	*	F

* Eine Resorption aus dem GIT findet nicht statt.

Interaktionen mit der Nahrung
Durch die grosse Oberfläche können bei Langzeitbehandlung Vitamine und Mineralstoffe eventuell schlechter resorbiert werden. Auch andere Arzneimittel können in ihrer Resorption beeinträchtigt werden.

Einnahmeempfehlungen
Die verordnete Pulvermenge ist in ein Glas Wasser oder breiförmige Nahrung einzurühren und zügig zwischen den Mahlzeiten einzunehmen.

Loperamid

Pharmakodynamik
Loperamid wird bei akuten und chronischen Durchfällen eingesetzt. Als Derivat von Haloperidol und Opioiden wirkt es hemmend bzw. verlangsamend auf die Darmperistaltik (Erhöhung des Darmtonus) und verringert die Stuhlentleerungsfrequenz ohne bedeutende ZNS Wirkungen.

Pharmakokinetik

	ED [mg]	TD [mg]	PB [%]	BV [%]	HWZ [h]	t_{max} [h]	WE [h]	WD [h]	E [%]
Loperamid	2	16	97	gering	7–15	3–5	1–3	41	98 B

Interaktionen mit der Nahrung
Wechselwirkungen mit der Nahrung sind nicht beschrieben.

Einnahmeempfehlungen
Bei akutem Durchfall 4 mg einnehmen und nach jedem ungeformten Stuhl erneut 2 mg bis maximal 12 mg pro Tag. Bei chronischen Durchfällen sollten 4 × täglich 2 mg gegeben werden.

Medizinische Kohle

Pharmakodynamik
Medizinische Kohle wird zur Behandlung von Diarrhöen und Vergiftungen durch Nahrungsmittel, Schwermetalle und Arzneimittel eingesetzt. Durch ihre große Oberfläche bindet Kohle Bakterientoxine und Giftstoffe und dickt den Speisebrei ein.

Pharmakokinetik

	ED [mg]	TD [mg]	PB [%]	BV [%]	HWZ	t_{max}	E
Kohle	250	4000	*	*	*	*	F

* Eine Resorption aus dem GIT findet nicht statt.

Interaktionen mit der Nahrung
Interaktionen mit der Nahrung sind nicht beschrieben.

Einnahmeempfehlungen
Die Einnahme sollte auf leeren Magen mit ausreichend Flüssigkeit erfolgen. Eine Kombination mit Glucose-Elektrolytlösung ist zu empfehlen.

Quellstoffe

Pharmakodynamik

Quellstoffe wie Pektine und Alginate werden bei Durchfall und zur Gewichtsreduktion eingesetzt. Sie binden die Flüssigkeit und können Giftstoffe binden. Als nicht resorbierbare Quellstoffe sorgen sie für eine Füllung des Magens. Daneben kann eine unterstützende Therapie bei Diabetes melitus und Hypercholesterinämie (Guar) erfolgen.

Pharmakokinetik

	ED [g]	TD [g]	PB [%]	BV [%]	HWZ	t_{max}	E
Alginate	0,2	1,2	*	*	*	*	F
Carmellose	0,1	0,6	*	*	*	*	F
Guar	5	15	*	*	*	*	F
Pektin	3	9	*	*	*	*	F

* Eine Resorption aus dem GIT findet nicht nennenswert statt.

Interaktionen mit der Nahrung

Interaktionen mit der Nahrung sind nicht beschrieben.

Einnahmeempfehlungen

Einnahme vor den Hauptmahlzeiten mit ausreichend Flüssigkeit, da sonst die Gefahr von Obstipation besteht. Die Therapie ist mindestens 3–4 Wochen zum Abnehmen durchzuführen und sollte mit einer Diät kombiniert werden. Granulate können in Wasser oder anderen Getränken eingenommen werden.

Racecadotril

Pharmakodynamik

Racecadotril wird zur ergänzenden symptomatischen Behandlung der akuten Diarrhoe bei Säuglingen ab 3 Monaten und Kindern eingesetzt. Racecadotril ist ein Prodrug, das zu Thiorphan (aktiver Metabolit) hydrolysiert wird. Thiorphan hemmt die Enkephalinase, ein Enzym, das vor allem im Dünndarm lokalisiert ist und am Abbau endogener Peptide, u.a. der Enkephaline, beteiligt ist. Enkephaline sind im Verdauungstrakt physiologisch aktiv. Ihre antisekretorische Wirkung wird durch die Enzymhemmung verlängert, wodurch weniger Wasser und Elektrolyte ausgeschieden werden. Racecadotril wirkt ausschließlich im Darm antisekretorisch und hat keine Auswirkungen auf das ZNS. Zurzeit ist es in Deutschland nur bei Kindern zugelassen.

Pharmakokinetik

	ED [mg]	TD [g]	PB [%]	BV [%]	HWZ [h]	t_{max} [h]	WE [min]	E
Racecadotril	1,5/kg KG		90		ca. 3	2	30	R

Interaktionen mit der Nahrung

Interaktionen mit der Nahrung sind nicht bekannt.

Einnahmeempfehlungen

Racecadotril als Granulat kann der Nahrung, einem Glas Wasser oder der Babynahrung zugegeben werden. Die Einnahme erfolgt 3 × täglich. Max. Anwendung: 7 Tage. Die Anwendung erfolgt kombiniert mit oraler Rehydratation.

Tanninalbuminat

Pharmakodynamik

Tanninalbuminat wird zur Prophylaxe und unterstützenden Therapie unspezifischer Diarrhoen eingesetzt, teilweise mit Ethacridinlactat (ED 50 mg) kombiniert.

Pharmakokinetik

	ED [mg]	TD [mg]	PB [%]	BV [%]	HWZ	t_{max}	E
Tanninalbuminat	500	4000	*	*	*	*	F

* Eine Resorption aus dem GIT findet nicht nennenswert statt.

Interaktionen mit der Nahrung

Interaktionen mit der Nahrung sind nicht beschrieben.

Einnahmeempfehlungen

Tabletten zu oder vor den Mahlzeiten mit ausreichend Flüssigkeit einnehmen. Eine Diät unterstützt die Wirkung. Die Tabletten können auch zerkleinert werden. Auf eine reichliche Flüssigkeitszufuhr ist zu achten (schwarzer Tee), stark gewürzte Speisen sind zu vermeiden.

Antidote

DMPS (Dimercaptopropansulfonsäure)

Pharmakodynamik
DMPS wird bei Vergiftungen mit Quecksilber und Blei eingesetzt. Es komplexiert die Ionen.

Pharmakokinetik

	ED [mg]	TD [mg]	PB [%]	BV [%]	HWZ	t_{max}	E
DMPS	100	2400	70		19 m		R

Interaktionen mit der Nahrung
Bei langfristiger Einnahme ist eine verringerte Zufuhr von Spurenelementen und Mineralstoffen durch Komplexbildung möglich.

Einnahmeempfehlungen
Einnahme mindestens 1 h vor einer Mahlzeit.

Phosphatbinder

Pharmakodynamik
Als Phosphatbinder werden heute in erster Linie Calciumsalze eingesetzt, die früher üblichen Aluminiumsalze werden nur noch selten verabreicht. Phosphatbinder werden bei Hyperphosphatämie bei dialysepflichtiger chronischer Niereninsuffizienz gegeben. Sie führen zu einer Fällung des Phosphates im Darm.

Pharmakokinetik

	ED [mg]	TD [mg]	PB [%]	BV [%]	HWZ	t_{max}	E
Al_2O_3	209	7300					F + R
Calciumacetat	500–700	6300		30–40			F + R
Calciumcarbonat	500	3000		30–40			F + R

Interaktionen mit der Nahrung
Die Interaktion mit Nahrungsphosphat und die Fällung von Calciumphosphat ist bei dieser Indikation erwünscht.

Einnahmeempfehlungen
Einnahme 10–20 min vor dem Essen. Der Patient sollte Lebensmittel mit phosphathaltigen Zusätze (E 339–343, E 450 a, b, c) wie z.B. Schmelzkäse, Colagetränke meiden. Calciumacetat kann auch zum Essen eingenommen werden.

Antidepressiva

Lithium

Pharmakodynamik
Lithium-Präparate werden zur Prophylaxe beim manisch depressiven Formenkreis und endogener Depressionen, sowie bei akuten Manien eingesetzt.

Pharmakokinetik

	ED [mg]	TD [mg]	PB [%]	BV [%]	HWZ [h]	t_{max} [h]	WE [d]	E
Lithiumacetat	450	1350		$\sim$ 100	24	0,5–3	7–14	R
Lithiumcarbonat	400	800		$\sim$ 100	24–30	4–4,5		R

Interaktion mit der Nahrung
Lithium soll nicht zusammen mit Alkohol eingenommen werden. Bei kochsalzarmer Diät, speziell unter Lithiumtherapie begonnen, wird das fehlende Natrium durch Lithium ersetzt und so können die Lithiumspiegel ansteigen.

Einnahmeempfehlungen
Während einer Therapie mit Lithiumsalzen sollte die Ernährung in Bezug auf den Natriumgehalt nicht verändert werden. Die Tagesdosis sollte auf 2–4 Einzelgaben verteilt werden. Unter einer Lithiumtherapie kann das Reaktionsvermögen eingeschränkt sein. Die Einnahme sollte immer zu einem festen Zeitpunkt erfolgen. Ein voller Behandlungserfolg ist mitunter erst nach 6–12 Monaten zu diagnostizieren. Der Wirkeintritt erfolgt meist nach einigen Tagen.

MAO-Hemmer

Pharmakodynamik

MAO-Hemmer hemmen die Monoaminoxidase und verhindern dadurch den Abbau von Noradrenalin und Serotonin. MAO-Hemmer kommen bei Depressionen (Moclobemid, Tranylcypromin) und bei Morbus Parkinson (Selegilin, Rasagilin) zum Einsatz. Es sind drei Typen zu unterscheiden. MAO-A-Hemmer (Moclobemid), MAO-B-Hemmer (Rasagilin, Selegilin) und unspezifische MAO-Hemmer (Tranylcypromin). Letztere haben heute nur noch eine sehr geringe Bedeutung.

Pharmakokinetik

	ED [mg]	TD [mg]	PB [%]	BV [%]	HWZ [h]	t_{max} [h]	WE	WD	E
Moclobemid	150–300	300–600	50	100	3	0,9	1–3 Wo*	16 h	R
Rasagilin	1	1		36	0,62	0,5			B + R
Selegilin	5–10	10	94	9,4	2	0,5–2	1 h	1–3 d	R
Tranylcypromin	10	30		100	2	0,5–3	2–8 d*		B + R

* deutliches Anschlagen der Therapie

Interaktion mit der Nahrung

Der unspezifische Hemmstoff der MAO Tranylcypromin hemmt auch das Isoenzym der MAO, das für den Abbau von biogenen Aminen (in Käse und Wein) verantwortlich ist. Das in diesen Lebensmitteln verstärkt vorkommende Tyramin kann nun nicht zeitgemäss abgebaut werden und hypertensive Krisen können die Folge sein. Als kritische Lebensmittel sind einzustufen: Schokolade, Milchprodukte wie Käse und Sahne, Salami, ältere Fleisch- und Wurstwaren, Wein und Bier, darunter auch alkoholfreies Bier. Auch ein übermäßiger Kaffeegenuss kann zu hypertensiven Krisen führen.

Diese Interaktion mit Nahrungsmitteln weisen neuere selektive MAO-A-Hemmstoffe kaum auf. Die MAO A kommt hauptsächlich im ZNS vor. Alle MAO-Hemmer können in Kombination mit alkoholischen Getränken zu verstärkter Blutdrucksenkung führen und Blutdruckkrisen verursachen. Fetthaltige Nahrung verzögert die Aufnahme von Rasagilin.

Einnahmeempfehlungen

Tranylcypromin in 3 Einzeldosen verteilt einnehmen, letzte Einzeldosis vor 15 Uhr (Vermeidung von Schlafstörungen). Antriebsteigerung innerhalb von 2–8 Tagen, Stimmungsaufhellung innerhalb 3–5 Wochen.

Moclobemid in 1–3 Einzeldosen nach den Mahlzeiten einnehmen.

Rasagilin: 1 × täglich unabhängig von der Nahrung.

Selegilin im Regelfall als Einmaldosis nach dem Frühstück einnehmen, auch nach dem Frühstück und dem Mittagessen aufgeteilt ist die Einnahme möglich.

Generell sollten sich Patienten auch unter der Therapie neuerer MAO-Hemmstoffe tyraminarm ernähren, und auf Schokolade, Milchprodukte, Käse, Sahne, Salami, gelagerte Wurst, abgepackte Wurst- und Fleischwaren, Wein und Bier verzichten.

Die Wirkung setzt erst nach 1–3 Wochen ein.

Selektive Serotonin-Wiederaufnahmehemmer (SSRI)

Pharmakodynamik
SSRI wirken stimmungsaufhellend durch Hemmung der Serotonin-Wiederaufnahme. Sie werden bei Depressionen unterschiedlicher Genese und Zwangsstörungen (z. B. Bulimie) eingesetzt.

Pharmakokinetik

	ED [mg]	TD [mg]	PB [%]	BV [%]	HWZ [h]	t_{max} [h]	E [%]
Citalopram	20–40	60	< 80	80	36	3	15 R, 85 B
Escitalopram	5–20	10–20	< 80	80	30	4	R, B
Fluoxetin	20	80	94	85	4–7 d	6–8	60 R, partiell B
Fluvoxamin	50–100	50–300	77	94	15	6	94 R
Mirtazapin	15–30	15–45	85	50	20–40	2	R
Nefazodon	100–300	600		15–23	2–4	1–3	
Paroxetin	20	50	95		2		64 R, 36 B
Sertralin	50–100	50–200	98	70	26	4,5–8,4	B+R
Trazodon	25–100	100–400	89–95	72–92	4,9–8,2	1,1	70 R, 30 B
Venlafaxin	37,5–75	75–225	27–30	45	5–11	2,4–4,6	87 R, 13 B
Viloxazin	100–200	100–500	80–90	77	3	1,5–4	R

Interaktion mit der Nahrung
Bei gleichzeitiger Aufnahme von einigen SSRI und Nahrungsmitteln wird die Resorptionszeit verlangsamt, sie hat aber keine Auswirkung auf die Menge des aufgenommenen SSRI. Mirtazapin und Trazodon verringern besonders im Zusammenhang mit Alkohol die Reaktionszeit. Citalopram, Nefazodon, Venlafaxin und Viloxazin zeigen keine unerwünschten Nebenwirkungen bei gleichzeitiger Einnahme von Alkohol. Der Plasmaspiegel von Venlafaxin steigt bei gleichzeitigem Verzehr von Grapefruitsaft und Grapefruit durch eine Hemmung der CYP 450. Paroxetin zeigt keine Interaktionen mit Nahrung oder Antazida.

Einnahmeempfehlungen

Generell sollten SSRI nicht gleichzeitig mit Alkohol eingenommen werden, Citalopram ist dabei am wenigsten problematische einzustufen, auch alle anderen Substanzen, die laut Hersteller keine Interaktion mit Alkohol aufweisen, sollten nicht gemeinsam mit Alkohol eingenommen werden. Citalopram: Die Einnahme sollte als Einmaldosis morgens oder abends erfolgen. Nahrung hat dabei keinen Einfluss.

Escitalopram: 1x täglich unabhängig von den Mahlzeiten.

Fluoxetin: kann zu oder unabhänig von den Mahlzeiten eingenommen werden.

Fluvoxamin: Dosierungen bis 150 mg als abendliche Einzelgabe, Dosierungen über 150 mg auf mehrere Einzelgaben verteilt.

Mirtazapin: Die Einnahme sollte möglichst am Abend erfolgen.

Paroxetin: Die gesamte Tagesdosis sollte morgens mit dem Frühstück eingenommen werden.

Sertralin: 1x täglich morgens oder abends mit reichlich Wasser.

Trazodon: direkt nach dem Essen mit ausreichend Flüssigkeit als Einzeldosis oder aufgeteilt auf morgens und abends.

Venlafaxin: zu den Mahlzeiten. Bei 2 Einzeldosen 1 morgens und 1 abends.

Viloxazin: zu oder nach den Mahlzeiten, die letzte Gabe mindestens 3 Stunden vor dem Schlafengehen.

Die Wirkung tritt bei allen Vertretern erst nach frühestens 2 Wochen ein.

Selektive Noradrenalin-Wiederaufnahmehemmer

Pharmakodynamik
Atomoxetin wird zur ADHS-Behandlung bei Kindern ab 6 Jahren und Erwachsenen eingesetzt. Reboxetin wird zur Behandlung akuter depressiver Erkrankungen (Major Depression) eingesetzt.

Pharmakokinetik

	ED [mg]	TD [mg]	PB [%]	BV [%]	HWZ [h]	t_{max} [h]	E [%]
Atomoxetin	10–60	100	98	63–94	3,6	1–2	R
Reboxetin	4	12	92–97	60	13	2	80 R

Interaktionen mit der Nahrung
Interaktionen mit Alkohol wurden nicht beobachtet.

Einnahmeempfehlungen
Atomoxetin: Die Einnahme kann als Einzeldosis am Morgen mit oder ohne Nahrung oder auf 2 Einzelgaben am Morgen und späten Nachmittag erfolgen.

Im Regelfall ist eine Tagesdosis für Patienten bis 70 kg von 1,2 mg/kg KG ausreichend, bei Patienten über 70 kg ist eine Erhaltungstherapie mit 80 mg ausreichend.

Reboxetin: Einnahme im Regelfall in 2 Einzelgaben.

Trizyklische Antidepressiva

Amitriptylin, Clomipramin, Dibenzepin, Doxepin, Imipramin, Lofepramin, Maprotilin, Mianserin, Nortriptylin, Opipramol, Trimipramin

Pharmakodynamik

Trizyklische Antidepressiva werden bei depressiven Syndromen eingesetzt. Amitriptylin und Verwandte wirken durch die Hemmung der Wiederaufnahme von Serotonin und Noradrenalin, sowie durch Antagonismus an muscarinergen Acetylcholin-Rezeptoren, Alpha-Adrenozeptoren, Histamin-Rezeptoren und Serotonin-Rezeptoren. Clomipramin weist hauptsächlich eine Hemmung des Serotonin-Reuptake auf.

Pharmakokinetik

Wirkstoff	ED [mg]	TD [mg]	PB [%]	BV [%]	HWZ [h]	t_{max} [h]	E [%]
Amitriptylin	10–100	150	97	33–62	11–19	2–7,6	R
Clomipramin	10–75	150	98	50	21	3–4	R
Dibenzepin	80–240	480	80	30	3,4–9,3	1	80 R, 20 B
Doxepin	5–100	150	80	31	16,8	2–4	R
Imipramin	10–100	150	90	22–77	12,2	3,6	R
Lofepramin	35–70	210	99		16	1–2	B
Maprotilin	10–75	150	88	100	40	9–16	30 B, 57 R
Mianserin	10–60	30	95	20	61	3	B, 4–7 R
Nortriptylin	10–25	60	90–95	50–70	26	4–8	80 R
Opipramol	50	300	91	100	6–9	3	70 R
Trimipramin	25–100	400	95	41,4	24	3	R

Interaktion mit der Nahrung

Die gleichzeitige Einnahme von Alkohol und trizyklischen Antidepressiva führt zu starker Sedierung. Bei Opipramol kann die Plasmakonzentration durch die gleichzeitige Einnahme von Nahrungsmitteln, die die CYP 450 hemmen, gesteigert werden (z. B. bei gleichzeitiger Einnahme von Grapefruitsaft). Die in schwarzem Tee enthaltenen Gerbstoffe verringern die Resorption von Trimipramin.

Einnahmeempfehlungen

Retardformen der trizyklischen Antidepressiva 1 × am Tag zum Frühstück einnehmen. Die gleichzeitige Einnahme von Alkohol führt zu einer starken Sedierung.

Doxepin abends 2–3 h vor dem Schlafengehen einnehmen, Lofepramin während oder nach dem Essen mit reichlich Flüssigkeit. Bei Maprotilin und Mianserin kann die Gabe der Tagesdosis als einmalige Dosis vor dem Schlafengehen erfolgen. Opipramol vorzugsweise abends einnehmen.

Trimipramin und Imipramin am besten während oder nach dem Essen einnehmen. Amitriptylin kann unabhängig von den Mahlzeiten gegeben werden.

Alle trizyklischen Antidepressiva sollten ein- und ausschleichend dosiert werden. Die sedierende Wirkung tritt nach wenigen Tagen ein, die stimmungsaufhellende erst nach einigen Wochen. Auf gerbstoffhaltige Getränke wie Tee sollte verzichtet werden.

Antiemetika/Antivertiginosa

Aprepitant

Pharmakodynamik
Aprepitant wird in Kombination mit Corticosteroiden und 5-HT$_3$-Antagonisten zur Therapie des Zytostatika-induzierten Erbrechens angewendet. Die Substanz ist ein hoch selektiver Neurokinin-1-Rezeptor Antagonist, der besonders beim verzögerten Erbrechen anspricht.

Pharmakokinetik

	ED [mg]	TD [mg]	PB [%]	BV [%]	HWZ [h]	t_{max} [h]	E
Aprepitant	80–125	125	97	60–65	9–13	4	R+B

Interaktionen mit der Nahrung
Gleichzeitige Nahrungszufuhr führt zur Erhöhung der AUC von bis zu 40 %.

Einnahmeempfehlungen
Die Einnahme kann unabhängig von der Nahrung erfolgen. Die empfohlene Dosierung beträgt 125 mg oral 1 Stunde vor Beginn der Chemotherapie (Tag 1) und an den Tagen 2 und 3 je 80 mg 1 × täglich morgens.

Betahistin

Pharmakodynamik

Betahistin wird in erster Linie bei vestibulären Störungen mit dem Leitsymptom Schwindel eingesetzt (Menière-Symptomenkomplex). Der Wirkmechanismus ist nicht genau bekannt, wahrscheinlich ein H_1-Agonismus.

Pharmakokinetik

	ED [mg]	TD [mg]	PB [%]	BV [%]	HWZ [h]	t_{max} [h]	E
Betahistin	6–12	36	1–5	100	3,5	1	R

Interaktionen mit der Nahrung

Interaktionen mit der Nahrung sind nicht beschrieben. Eine WW mit Alkohol kann nicht ausgeschlossen werden.

Einnahmeempfehlungen

Einnahme zur Vermeidung von Magenbeschwerden zum oder nach dem Essen.

Dimenhydrinat und Diphenhydramin

Pharmakodynamik
Dimenhydrinat und Diphenhydramin sind H_1-Antihistaminika und werden zur Vorbeugung und Behandlung von Reisekrankheit, Schwindel, Übelkeit und Erbrechen (nicht bei Chemotherapie) eingesetzt, Diphenhydramin auch als Sedativum bei Ein- und Durchschlafstörungen. Dimenhydrinat ist das Salz von Diphenhydramin mit 8-Chlortheophyllin.

Pharmakokinetik

Wirkstoff	ED [mg]	TD [mg]	PB [%]	BV [%]	HWZ [h]	t_{max} [h]	WE [min]	WD [h]	E
Dimenhydrinat	10–200	400	98	40–70	3,4–9,3	0,5			R
Diphenhydramin	25–50	150	98–99	40–50	8		15–30	3–6	R

Interaktion mit der Nahrung
Gleichzeitiger Alkoholgenuss verstärkt die sedierenden Eigenschaften von Dimenhydrinat.

Einnahmeempfehlungen
Dimenhydrinat vor den Mahlzeiten unzerkaut mit reichlich Flüssigkeit einnehmen.

Diphenhydramin: 30 min vor dem Schlafengehen, maximal 50 mg, ausreichende Schlafdauer von 7–8 h, Anwendung max. über 2 Wochen

H_1-Antihistaminika schränken das Reaktionsvermögen ein, deswegen sollte prinzipiell während der Therapie mit H_1-Antihistaminika auf den Genuss von Alkohol verzichtet werden.

Domperidon

Pharmakodynamik
Domperidon wird bei Brechreiz und Erbrechen unterschiedlicher Genese und zur symptomatischen Behandlung funktioneller Oberbauchbeschwerden (Völlegefühl, Druck im Oberbauch, Übelkeit, Aufstoßen, diabetische Gastroparese) eingesetzt. Die Wirkung wird über eine Blockade von Dopamin-D_2-Rezeptoren vermittelt; zentrale Wirkungen sind deutlich geringer als bei MCP.

Pharmakokinetik

	ED [mg]	TD [mg]	PB [%]	BV [%]	HWZ [h]	t_{max} [min]	E
Domperidon	10	120	92	15	7	30	B

Interaktionen mit der Nahrung
Interaktionen mit der Nahrung sind nicht beschrieben.

Einnahmeempfehlungen
Einnahme 15–30 min vor einer Mahlzeit mit ausreichend Flüssigkeit (kein Alkohol!).
Kinder ab 1 J. 3 × 0,3 mg/kg KG

Dronabinol

Pharmakodynamik
Dronabinol ist ein Hauptinhaltsstoff der Hanfpflanze (Cannabis sativa). Es wird bei Patienten als Antiemetikum bei Zytostatika-Therapie oder zur Appetitanregung bei Krebs- und AIDS-Patienten eingesetzt. Daneben wird auch der Einsatz in Schmerz-, Migräne- und MS-Therapie diskutiert. Dronabinol ist zurzeit nur in Rezepturen (NRF) oder als Import in Deutschland verfügbar.

Pharmakokinetik

	ED [mg]	TD [mg]	PB [%]	BV [%]	HWZ [h]	t_{max} [min]	WE [h]	WD [h]	E
Dronabinol	2,5–10	30		4–12	1–4		30–90	2–4–8	70 B

Interaktionen mit der Nahrung
Durch fettreiche Nahrung wird eine höhere Bioverfügbarkeit (10–20%) erzielt.

Einnahmeempfehlungen
Einnahme vor einer Mahlzeit mit ausreichend Flüssigkeit (kein Alkohol!). Die Dosierung muss einschleichend erfolgen.

Meclozin

Pharmakodynamik

Das H$_1$-Antihistaminikum Meclozin ist ein Antiemetikum, das eingesetzt wird zur Prophylaxe der Reise- und Seekrankheit, bei Schwangerschaftserbrechen, Schwindelzuständen vestibulären Ursprungs oder zur Vorbeugung von Erbrechen durch Strahlentherapie.

Pharmakokinetik

	ED [mg]	TD [mg]	PB [%]	BV [%]	HWZ [h]	t_{max} [h]	WE [min]	WD [h]	E
Meclozin	12,5–25	50–150			6	1–2	15–60	8–24	R + B

Interaktionen mit der Nahrung

Es sind keine Interaktionen mit der Nahrung bekannt.

Einnahmeempfehlungen

Dragees mit etwas Flüssigkeit über den Tag verteilt einnehmen. Das Wirkmaximum wird nach 1–2 h erreicht.

Antiemetika/Antivertiginosa

Metoclopramid (MCP)

Pharmakodynamik
Metoclopramid wird als Dopaminantagonist bei Übelkeit und Erbrechen unterschiedlicher Ursachen, z.B. bei Verdauungsstörungen, Strahlenerkrankungen, Reisekrankheit, neurochirurgischen und neurologischen Erkrankungen, Migräne, Lebererkrankungen, Nierenerkrankungen sowie bei Arzneimittelunverträglichkeiten und als Prokinetikum bei Verdauungsbeschwerden eingesetzt. Metoclopramid greift regulierend in den Bewegungsablauf des Magen-Darm-Traktes und dadurch bedingter Beschwerden ein, z.B. bei Reflux-Krankheit, Sodbrennen, Reizmagen, Gastritis, Magen- und Zwölffingerdarm-Geschwüren, funktioneller Pylorusstenose.

Pharmakokinetik

	ED [mg]	TD [mg]	PB [%]	BV [%]	HWZ [h]	t_{max} [h]	WE [min]	WD [h]	E [%]
MCP	10–30	30	< 10	50–90	4–6	0,5–2	30	0,5–3	80 R

Interaktionen mit der Nahrung
Interaktionen mit der Nahrung sind nicht beschrieben.

Einnahmeempfehlungen
Einnahme zu oder besser 30 min vor den Mahlzeiten. Die Retard-Präparate sollten vorzugsweise zum Frühstück eingenommen werden.

Wird MCP zur besseren Resorption von Schmerzmitteln beim akuten Migräneanfall verwendet, so sollte es im Abstand von 15–30 min vor dem Schmerzmittel eingenommen werden. Der gleichzeitige Genuss von Alkohol ist zu vermeiden.

Die antiemetische Wirkung kann bis zu 12 h andauern.

Serotoninantagonisten (5-HT$_3$-Antagonisten)

Pharmakodynamik
Die Serotoninantagonisten eignen sich zur Behandlung von Übelkeit und Erbrechen, ausgelöst durch Zytostatika oder Strahlentherapie. Sie blockieren die 5-HT$_3$-Rezeptoren im Bereich der Area postrema des Brechzentrums und/oder des Darms.

Pharmakokinetik

	ED [mg]	TD [mg]	PB [%]	BV [%]	HWZ [h]	t$_{max}$ [h]	E
Dolasetron	200	200	69–77	~75	7–9		R
Granisetron	2	2	65	~60	ca. 9		R
Ondansetron	4–8	16	70–76	~60	ca. 3	1,5	R
Tropisetron	5	5	71	~60	8	3	R

Interaktionen mit der Nahrung
Wird Tropisetron mit einer Mahlzeit eingenommen, kann sich die Bioverfügbarkeit von 60% auf 80% erhöhen. Diese Erhöhung ist jedoch klinisch nicht von Bedeutung. Granisetron, Ondansetron und Dolasetron werden durch Nahrung im Allgemeinen nicht beeinflusst.

Einnahmeempfehlungen
Tropisetron morgens, unmittelbar nach dem Aufstehen, 1 h vor dem Frühstück mit Flüssigkeit einnehmen.

Bei den anderen Serotoninantagonisten ist die Einnahme abhängig von der Chemo- bzw. Strahlentherapie, z.B. Einnahme der ersten Tablette 60 min vor Beginn der Chemotherapie.

Antiepileptika

Barbiturate

Pharmakodynamik

Phenobarbital und Primidon (Desoxybarbiturat) sind sowohl bei kleinen, als auch bei großen Anfällen indiziert. Phenobarbital wird außerdem bei therapieresistentem Status epilepticus eingesetzt.

Primidon wird zu 5–15% im Körper zu Phenobarbital oxidiert. Es besitzt aber auch eine Eigenwirkung, die vor allem bei psychomotorischen Anfällen effektiver ist als die von Phenobarbital.

Der Wirkmechanismus der Barbiturate ist im Einzelnen noch nicht genau geklärt. Phenobarbital erhöht durch einen Angriff am GABA-Rezeptor-Chlorid-Kanal-Komplex das Membranruhepotential.

Pharmakokinetik

	ED [mg]	TD [mg]	PB [%]	BV [%]	HWZ [h]	t_{max} [h]	E
Phenobarbital	15–100	200	40–60	> 80	60–120	6–18	R
Primidon	250	1500	20–25		15,2*	3	R

* in Kombination mit anderen Epileptika kann sich die HWZ auf ca. 8,3 h verkürzen

Interaktionen mit der Nahrung

Bei der Einnahme von Barbituraten sollte auf den Genuss von alkoholischen Getränken verzichtet werden, da es zu einer gegenseitigen Wirkungsverstärkung kommen kann. Akuter Alkoholkonsum verzögert den Abbau, chronischer Alkoholkonsum fördert den Arzneistoffwechsel. Mit anderen Nahrungsmitteln sind keine Wechselwirkungen bekannt. Die Resorption von Barbituraten wird durch Nahrungsaufnahme verzögert und damit ihre Wirkungseintritt verschoben.

Einnahmeempfehlungen

Phenobarbital kann unabhängig von den Mahlzeiten, Primidon sollte zu oder nach einem Essen eingenommen werden.

Carbamazepin und Oxcarbazepin

Pharmakodynamik

Carbamazepin gehört zu den wichtigsten und am häufigsten verschriebenen Antiepileptika. Es kann zudem bei Trigeminus-Neuralgie und diabetischer Neuralgie angewendet werden. Der Wirkmechanismus ist bisher weitgehend ungeklärt.

Oxcarbazepin ist ein zu Carbamazepin strukturverwandtes Antiepileptikum. Es wird weitgehend zu seinem pharmakologisch aktiven Metaboliten umgewandelt. Die Wirkung beruht wahrscheinlich auf einer Blockade spannungsabhängiger Natrium-Kanäle.

Pharmakokinetik

	ED [mg]	TD [mg]	PB [%]	BV [%]	HWZ [h]	t_{max} [h]	E [%]
Carbamazepin	200–600	1600	70–80	bis 100	12–24	2–8	R
Oxcarbazepin	150–600	2400	40*		1,3–2,3*	4,5	95 R

* Proteinbindung des aktiven Metaboliten, HWZ des Metaboliten beträgt ca. 9 h

Interaktionen mit der Nahrung

Die Resorption von Carbamazepin wird durch Nahrung verbessert. Durch Nahrung werden ferner Magenbeschwerden vermieden.

Einnahmeempfehlungen

Carbamazepin zum Essen einnehmen, Oxcarbazepin kann unabhängig von den Mahlzeiten eingenommen werden. Die Therapie sollte ein- und ausschleichend begonnen bzw. beendet werden. Bei gleichzeitiger Einnahme von Alkohol wird das Reaktionsvermögen eingeschränkt.

Gabapentin und Pregabalin

Pharmakodynamik
Gabapentin und Pregabalin sind Antiepileptika, die strukturell mit dem Neurotransmitter GABA verwandt sind. Sie werden als Mono- oder Zusatztherapie bei Patienten mit einfachen und komplexen partiellen Anfällen eingesetzt. Der Wirkmechanismus ist bisher noch unklar. Ferner werden sie bei peripheren neuropathischen Schmerzen eingesetzt.

Pharmakokinetik

	ED [mg]	TD [mg]	PB [%]	BV [%]	HWZ [h]	t_{max} [h]	E
Gabapentin	100–800*	2400	1	ca. 60	5–7	2–3	R
Pregabalin	150	600	0	90	6,3	1	R

* Dosierung erfolgt einschleichend

Interaktionen mit der Nahrung
Eine gleichzeitige Nahrungsaufnahme hat keinen Einfluss auf die Bioverfügbarkeit von Gabapentin. Nahrung verzögert die Resorption von Pregabalin (C_{Max}: −25−30%, T_{Max} +2,5 h), klinisch aber nicht relevant.

Einnahmeempfehlungen
Gabapentin und Pregabalin können sowohl während, als auch zwischen den Mahlzeiten eingenommen werden. Die Tagesdosis sollte auf 3 Einzelgaben verteilt werden.

Lamotrigin

Pharmakodynamik
Lamotrigin wird als Mono- oder Zusatztherapie zur Behandlung epileptischer Anfälle eingesetzt. Es hemmt vermutlich spannungsabhängige Natrium-Kanäle neuronaler Membranen.

Pharmakokinetik

	ED [mg]	TD [mg]	PB [%]	BV [%]	HWZ [h]	t_{max} [h]	E
Lamotrigin	5–200	500	55	~ 100	29	2,5–4	R

Interaktionen mit der Nahrung
Nach einer Mahlzeit wird die C_{max} von Lamotrigin geringfügig später erreicht, das Ausmass der Resorption bleibt jedoch unverändert.

Einnahmeempfehlungen
Lamotrigin sollte möglichst immer zur gleichen Tageszeit, vor oder nach einer Mahlzeit eingenommen werden.

Levetiracetam

Pharmakodynamik

Levetiracetam ist ein Piracetam-Derivat, das als Antiepileptikum bei Erwachsenen bei therapierefraktären partiellen epileptischen Anfällen als Zusatzmedikation eingesetzt wird.

Der Wirkmechanismus ist nicht bekannt.

Pharmakokinetik

	ED [mg]	TD [mg]	PB [%]	BV [%]	HWZ [h]	t_{max} [h]	E
Levetiracetam	250–1000*	3000	< 10	Fast 100	6–8	1,3	R

* Dosierung erfolgt einschleichend und je nach klinischem Ansprechen und Verträglichkeit

Interaktionen mit der Nahrung

Die Resorption von Levetiracetam wird durch gleichzeitige Nahrungsaufnahme nicht beeinträchtigt.

Einnahmeempfehlungen

Levetiracetam kann unabhängig von den Mahlzeiten eingenommen werden. Die Tagesdosis wird auf 2 gleich große Einzeldosen verteilt.

Phenytoin

Pharmakodynamik

Phenytoin ist ein Hydantoinderivat mit stark antikonvulsiver, aber, im Gegensatz zu den Barbituraten nur sehr schwach sedativer Wirkung. Es ist vor allem bei großen Anfällen, Jackson-Epilepsie und psychomotorischen Anfällen indiziert. Phenytoin kann außerdem bei Trigeminus-Neuralgie und anderen zentralen und neurogenen Schmerzzuständen angewendet werden. Daneben wird es auch bei ventrikulären und supraventrikulären Arrhythmien eingesetzt.

Pharmakokinetik

	ED [mg]	TD [mg]	PB [%]	BV [%]	HWZ [h]	t_{max} [h]	E [%]
Phenytoin	100–250	500	83–94	80–95	20–60	4–12	70 R

Dosierung erfolgt wie bei allen Antiepileptika einschleichend und nach Gewicht und Alter

Interaktionen mit der Nahrung

Der Genuss von Alkohol führt über eine Enzymhemmung zu erhöhten Phenytoinserumspiegeln und zu einer verstärkten Beeinträchtigung des Reaktionsvermögens. Akuter Alkoholkonsum verzögert den Abbau, chronischer Alkoholkonsum fördert den Arzneistoffwechsel.

Die Resorption von Phenytoin wird durch Nahrung im Vergleich zur Nüchterneinnahme um 40% verbessert.

Einnahmeempfehlungen

Einnahme nach den Mahlzeiten mit ausreichend Flüssigkeit auf 2–4 Einzeldosen verteilt.

Antazida hemmen die Resorption von Phenytoin und sollten nicht gleichzeitig eingenommen werden. Bei einer Therapie mit Phenytoin auf Alkohol möglichst verzichten.

Pregabalin

Pharmakodynamik
Pregabalin ist ein Gamma-Aminobuttersäure-Analogon, das zur Behandlung von peripheren neuropathischen Schmerzen und als Zusatztherapie bei fokalen epileptischen Anfällen zugelassen ist. Pregabalin wirkt antikonvulsiv, analgetisch und anxiolytisch.

Pharmakokinetik

	ED [mg]	TD [mg]	PB [%]	BV [%]	HWZ [h]	t_{max} [h]	E [%]
Pregabalin	75–300	600	0	> 90	6,3	1	R

Dosierung erfolgt wie bei allen Antiepileptika einschleichend und nach Gewicht und Alter

Interaktionen mit der Nahrung
Bei gleichzeitiger Nahrungsaufnahme verringert sich C_{max} um ca. 25–30%, t_{max} verzögert sich auf 2,5 h. Diese Auswirkungen auf die Resorptionsrate sind jedoch klinisch nicht signifikant.

Einnahmeempfehlungen
Pregabalin kann während oder zwischen den Mahlzeiten eingenommen werden. Die Tagesdosis wird auf 2–3 Einzeldosen verteilt.

Sultiam

Pharmakodynamik
Das Antiepileptikum Sultiam ist als Monotherapie vor allem bei psychomotorischen Anfällen und Jackson-Epilepsie wirksam. In Kombination mit anderen Antiepileptika wird es auch bei Grand-mal-Anfällen eingesetzt.

Pharmakokinetik

	ED [mg]	TD [mg]	PB [%]	BV [%]	HWZ [h]	t_{max} [h]	E
Sultiam	50–200	1200	ca. 29		3–30	1–5	R

Interaktionen mit der Nahrung
Es sind keine Interaktionen mit der Nahrung bekannt.

Einnahmeempfehlungen
Sultiam unzerkaut mit reichlich Flüssigkeit einnehmen.

Succinimide

Pharmakodynamik
Mesuximid und Ethosuximid sind Antiepileptika mit besonders guter Wirkung bei pyknoleptischen Absencen. Der Wirkmechanismus ist noch ungeklärt, es wurde jedoch, unter anderem, eine hemmende Wirkung auf den Abbau der GABA gefunden.

Pharmakokinetik

	ED [mg]	TD [mg]	PB [%]	BV [%]	HWZ [h]	t_{max} [h]	E
Ethosuximid	250	2000	0	100	24–66*	1–7	R
Mesuximid	150–300	1200			1–2,6	0,5–1	R

* je nach Gewicht des Patienten und galenischer Darreichungsform

Interaktionen mit der Nahrung
Wie auch bei allen anderen Antiepileptika sollte während der Therapie möglichst auf Alkohol verzichtet werden.

Einnahmeempfehlungen
Tagesdosis von Mesuximid auf mehrere Gaben am Tag verteilt, jeweils während einer Mahlzeit einnehmen. Ethosuximid kann während oder nach dem Essen verabreicht werden.

Tiagabin

Pharmakodynamik
Tiagabin ist ein Antiepileptikum zur Zusatzbehandlung bei Patienten mit partiellen Anfällen, die mit anderen Antiepileptika nicht ausreichend behandelbar sind.

Tiagabin hemmt selektiv die Aufnahme von GABA in Nerven- und Gliazellen, was zu einem Anstieg der Konzentration von GABA im Gehirn führt.

Pharmakokinetik

	ED [mg]	TD [mg]	PB [%]	BV [%]	HWZ [h]	t_{max}	E
Tiagabin	5–15	70	96	89	7–9*		B

* in Kombination mit anderen Antiepileptika reduziert sich die HWZ auf 2–3 h

Interaktionen mit der Nahrung
Die Einnahme zu den Mahlzeiten hat keinen Einfluss auf die resorbierte Menge von Tiagabin.

Einnahmeempfehlungen
Tiagabin 3 × täglich zu den Mahlzeiten einnehmen.

Topiramat

Pharmakodynamik
Topiramat ist ein atypisches Antiepileptikum, das als Zusatztherapie bei Patienten mit partiellen epileptischen Anfällen mit oder ohne sekundärer Generalisierung indiziert ist, die bei Standardbehandlung, bestehend aus einem oder mehreren Antiepileptika, nicht anfallsfrei waren.

Topiramat blockiert unter anderem spannungsabhängige Natriumkanäle und aktiviert GABA-Rezeptoren; dadurch wird die Krampfschwelle herabgesetzt und die Anfallsausbreitung verhindert.

Pharmakokinetik

	ED [mg]	TD [mg]	PB [%]	BV [%]	HWZ [h]	t_{max} [h]	E
Topiramat	25–200	1000	13–17	80	21	2	R

Interaktionen mit der Nahrung
Es sind keine Interaktionen mit der Nahrung bekannt.

Einnahmeempfehlungen
Topiramat unabhängig von den Mahlzeiten einnehmen. Um das Risiko einer Nephrolithiasis zu verringern, sollte auf eine ausreichende Flüssigkeitszufuhr geachtet werden.

Valproinsäure/Na-Valproat

Pharmakodynamik
Valproinsäure ist ein zur Mono- und Zusatztherapie zugelassenes Antiepileptikum. Es ist besonders gut wirksam bei pyknoleptischen Absenzen. Valproinsäure beeinflußt den GABA-Metabolismus.

Pharmakokinetik

	ED [mg]	TD [mg]	PB [%]	BV [%]	HWZ [h]	t_{max} [h]	E
Valproinsäure	150–1000	2400	90–95	80–100	12–16 (Monotherapie)	1–8*	R

* t_{max} ist abhängig von der galenischen Darreichungsform.

Interaktionen mit der Nahrung
Nahrung verzögert die Resorption, dies ist bei magensaftresistent überzogenen Arzneiformen besonders ausgeprägt.

Einnahmeempfehlungen
Einnahme der magensaftresistenten Arzneiformen möglichst vor den Mahlzeiten (morgens nüchtern). Einnahme 1 h vor dem Essen.

Vigabatrin

Pharmakodynamik
Vigabatrin ist als Antiepileptikum bisher nur zur Kombinationstherapie zugelassen. Es hemmt selektiv die GABA-Transaminase, die für den GABA-Aufbau erforderlich ist.

Pharmakokinetik

	ED [mg]	TD [mg]	PB [%]	BV [%]	HWZ [h]	t_{max} [h]	E
Vigabatrin	500	4000	0	96,4	5–8	2	R

Interaktionen mit der Nahrung
Eine Beeinflussung durch Nahrungsaufnahme findet nicht statt.

Einnahmeempfehlungen
Vigabatrin mit reichlich Flüssigkeit zu den Mahlzeiten einnehmen.

Zonisamid

Pharmakodynamik
Zonisamid ist ein Sulfonamid-Antiepileptikum, das zur Zusatztherapie fokaler (partieller) epileptischer Anfälle mit und ohne sekundärer Generalisierung bei Erwachsenen eingesetzt wird.

Z. schützt die Neuronen vor einer Schädigung durch Radikale u. stabilisiert neuronale Membranen. Es nimmt dabei Einfluss auf spannungsabhängige Calcium- und Natriumkanäle u. reduziert die Effekte von exzitatorischen Aminosäuren wie Glutaminsäure.

Pharmakokinetik

	ED [mg]	TD [mg]	PB [%]	BV [%]	HWZ [h]	t_{max} [h]	E
Zonisamid	25–100	800	40–50	100	50–63	2–5	R

Interaktionen mit der Nahrung
Keine Interaktionen mit der Nahrung.

Anwendung
Die Dosierung wird langsam auftitriert, beginnend mit 50 mg tgl., nach 1 Woche kann auf 100 mg erhöht werden, nach der Einstellung kann die Anwendung 1- oder 2-tgl. erfolgen.

Antihypertonika

ACE-Hemmer

Pharmakodynamik

ACE Hemmer werden als Antihypertonika, bei KHK (linksventrikuläre Dysfunktion nach Myokardinfarkt), diabetischer Nephropathie und Herzinsuffizienz angewendet. Sie hemmen das Angiotensin-Converting-Enzym, das zur Synthese des Vasokonstriktors Angiotensin II aus I benötigt wird.

Pharmakokinetik

	ED [mg]	TD [mg]	PB [%]	BV [%]	HWZ [h]	t_{max} [h]	WE [h]	E [%]
Benazepril	5–20	40	95	28	10–11	0,5		R
Captopril	6,25–100	150	25–30	65	2	1	0,15–0,5	R
Cilazapril	0,5–5	5	25–30	45–75	30–50	3	1–2	R + B
Enalapril	5–20	40	< 50	50	35	3–4	1–2	R
Fosinopril	5–20	40	95	28,7	11,5–12	3	1–2	R + B
Lisinopril	2,5–20	40	0	25	12	6–8	1–2	R
Moexipril	2,5–20	15	90	13	2–10			R + B
Perindopril	2–4	8	gering	65–70	3–5	1	1–2	R
Quinapril	2–4	8	< 30	65–70	3–5	1		R
Ramipril	1,25–10	10	56–73	30	13–17	1	1–2	60 R
Spirapril	6	6	90		40	2–3		R + B
Trandolapril	0,5 –2	2	80–94	40–60	16–24	0,5		R + B

Die ACE-Hemmer stellen in der Regel Prodrugs dar.

Interaktionen mit der Nahrung

Die Resorption von Captopril wird durch die Nahrung verzögert bzw. reduziert (25%). Durch ACE-Hemmer wird ferner die Alkoholtoleranz verringert. Durch Einnahme von Enalapril wird die Alkoholwirkung verstärkt.

Durch hohe Kochsalzzufuhr kann die Wirkung von Lisinopril und Perindopril vermindert werden.

Enalapril, Lisinopril und Ramipril zeigen keine Veränderung der Pharmakokinetik durch Nahrung.

Einnahmeempfehlungen

Einnahme von Benazepril, Ramipril, Trandolapril, Spirapril, Fosinopril, Cilazapril, Perindopril und Enalapril auf 1 × am Morgen vor, während oder nach dem Frühstück. Captopril sollte bis zu 3 × täglich 1 h vor den Mahlzeiten eingenommen werden, Moexipril möglichst nüchtern. Vor Beginn der Therapie sollte ein Flüssigkeits- oder Elektrolytverlust ausgeglichen werden.

Angiotensin II-Rezeptorantagonisten (AT$_1$-Blocker)

Pharmakodynamik

Die auch als Sartane bezeichneten AT$_1$-Blocker werden bei Hypertonie und KHK eingesetzt. Sie blockieren selektiv den Rezeptor AT$_1$ gegen den Angriff des Vasokonstriktors Angiotensin II. Die Blockade des Rezeptors führt zu einem Anstieg des Plasmarenins und Plasmaangiotensins II sowie zu einem Abfall des Plasmaaldosteron-Spiegels.

Pharmakokinetik

	ED [mg]	TD [mg]	PB [%]	BV [%]	HWZ [h]	t$_{max}$ [h]	WE [h]	WD [h]	E [%]
Candesartan	4–16	16	99	15	9	3–4		24	R + B
Eprosartan	600	800	98	13	5–9	1–2		24	R + B
Irbesartan	75–300	300	90	60–80	11–15	1,5–2		24	R + B
Losartan	12,5–50	100	99	33	2–9	1–4		24	B + R
Olmesartan	10–20	40	99,7	25–30	10–15	1–3		24	B + R
Telmisartan	20–80	80	99,5	50	20	0,5–3		24	B
Valsartan	80–160	160	94–97	23	9	1–2		24	83 B, 13 R

Interaktionen mit der Nahrung

Valsartan wird durch Nahrung in seiner Bioverfügbarkeit um 48 % verringert, die klinische Relevanz dieser Beobachtung ist aber umstritten.

Die Plasmakonzentrationen von Telmisartan werden durch Nahrung geringfügig verringert. Dagegen wird die Bioverfügbarkeit von Candesartan, Eprosartan, Irbesartan und Losartan durch gleichzeitige Nahrungsaufnahme nicht beeinträchtigt, lediglich ein verzögerter Wirkungseintritt ist möglich.

Einnahmeempfehlungen

Einnahme der Sartane 1 × (bis 2 ×) täglich unabhängig von den Mahlzeiten. Die maximale Blutdrucksenkung tritt im Wesentlichen nach 4–8 Wochen, ein erster Effekt aber schon nach 3 h ein. Sartane können das Reaktionsvermögen einschränken.

Alphablocker

Pharmakodynamik

α-Blocker werden bei essentieller Hypertonie ($α_1$-Blocker und unspez. α-Blocker), zur Entlastung des Herzens und zur Behandlung der klinischen Symptome der benignen Prostatahyperplasie ($α_1$A-Blocker) eingesetzt, um den Ablauf des Restharns durch die vergrößerte Prostata zu erleichtern. α-Blocker blockieren postsynaptische α-Rezeptoren.

Pharmakokinetik

	ED [mg]	TD [mg]	PB [%]	BV [%]	HWZ [h]	t_{max} [h]	E [%]
Alfuzosin-HCl	2,5–5	10	90		8	3*	B
Bunazosin	3–6	12	97	45	12	5	60 B 40 R
Doxazosin	1–4	16	98	63	10	2	R
Prazosin	1–5	20	97	50–60	4	1–3	B
Tamsulosin	0,4	0,4	99	100	10–13	6	R
Terazosin	1–10	20	90–94	78–96	8–14	0,5–1,5	R+B
Urapidil	30–60	180	80	72	4,7	4–6*	50–70 R

* als Retardformulierung

Interaktionen mit der Nahrung

Durch eine unmittelbar zuvor eingenommene Mahlzeit wird die Resorption teilweise verringert. Alkohol kann die gefäßerweiternde Wirkung der α-Blocker verstärken.

Besondere Darreichungsformen

Diblocin PP® ist eine Darreichungsform mit verzögerter Freisetzung, wodurch kleinere Schwankungen des Plasmaspiegels erreicht werden.

Einnahmeempfehlungen

Tamsulosin, Terazosin und Doxazosin 1 × täglich nach dem Frühstück. Urapidil und Alfuzosin werden im Regelfall 2 × täglich morgens und abends eingenommen. Die erste Dosis sollte vor dem Schlafengehen gegeben werden bzw. die Patienten sollten einige Stunden liegen. Da die Resorption von Prazosin sehr unterschiedlich ist, sollte immer eine Einnahme unter gleichen Bedingungen zur gleichen Zeit erfolgen. Bis zum Eintreten der optimalen Wirkung können 4 Wochen vergehen.

Betablocker

Pharmakodynamik

Betablocker werden bei Hypertonie, Herzinsuffizienz, KHK, tachykarden Herzrhythmusstörungen, Migräneprophylaxe u.a. Indikationen eingesetzt. Sie erniedrigen den Sympathikustonus je nach Struktur selektiv an β_1-Rezeptoren (z.B. Bisoprolol, Metoprolol) oder an β_1- und β_2-Rezeptoren (z.B. Propranolol).

Pharmakokinetik

	ED [mg]	TD [mg]	PB [%]	BV [%]	HWZ [h]	t_{max} [h]	WE [h]	E
Acebutolol	200–400	1200	25	60	2–4	2,5		1/3 R, 2/3 B
Alprenolol	200	400	85	10–50	3,1			R
Atenolol	25–100	100	3	50	6–9	2–3		R
Bisoprolol	1,5–10	10	30	90	10–12	1–3		R/B
Carvedilol*	3,125–25	50	98–99	25	6–10	1		60B
Celiprolol	200	400	25–30	30–74	5–7	2–3		R
Labetalol*	100	800	50	20–30	4–5	0,5–2		R
Metoprolol	50–200	200	12	50	3–5	1,5–2		R
Nadolol	60–120	120	30–50	34	16	3–4		R
Penbutolol	40	80	99	85	20	1–2		R
Pindolol	2,5–20	20	57	86	3–4	1–2	0,5	R
Propranolol	40–160	160	93	30	4–6	3		R
Sotalol	40–160	160	0–10	75–90	13–15	2–3		R
Talinolol	50–100	300	61	55	11	3		R+B
Tertatolol	5	5	95	60	3			R
Timolol	10	20	10	50–90	4–7	1–2		R+B

* $\alpha\beta$-Blocker

Interaktionen mit der Nahrung

Durch Nahrung wird die Resorption von Metoprolol und Propranolol erhöht und damit die BV verbessert. Atenolol bleibt durch die Nahrung unbeeinflusst. Durch Calciumsalze wird die Resorption von Atenolol verringert

Einnahmeempfehlungen
Einnahme bei Einmalgabe möglichst morgens. Metoprolol sollte nach einer Mahlzeit eingenommen werden. Atenolol, Carvedilol Timolol, Pindolol, Nadolol und Penbutolol können unabhängig von der Nahrung eingenommen werden. Propranolol sollte immer zur gleichen Zeit, vorzugsweise zum Essen eingenommen werden. Sotalol und Bisoprolol sollten dagegen möglichst ohne Nahrung, insbesondere unter Verzicht auf Milch oder Mineralstoffe eingenommen werden. Penbutolol wird möglichst zum Frühstück mit ausreichend Flüssigkeit eingenommen. Celiprolol und Tertatolol sollten morgens nüchtern eingenommen werden. Ein Absetzen der Arzneistoffe sollte nur ausschleichend erfolgen.

β-Blocker können zu trockeneren Augen führen, Probleme können sich bei Kontaktlinsenträgern ergeben.

Bosentan

Pharmakodynamik
Bosentan ist ein Orphan-Drug, das zur Behandlung der seltenen pulmonalen Hypertonie zugelassen ist. Es ist ein Endothelin-1-Rezeptorantagonist.

Pharmakokinetik

	ED [mg]	TD [mg]	PB [%]	BV [%]	HWZ [h]	t_{max} [h]	WE [h]	WD [h]	E
Bosentan	62,5–125	250	98	50	5,4	3–5			B

Interaktionen mit der Nahrung
Interaktionen mit der Nahrung sind nicht beschrieben.

Einnahmeempfehlungen
Behandlungsbeginn mit 2 × täglich 62,5 mg über 4 Wochen, anschließend Erhaltungsdosis 2 × täglich 125 mg morgens und abends mit oder ohne Nahrung. Unter der Therapie muß eine strenge Kontrolle der Leberwerte erfolgen. Eine Schwangerschaft muß unbedingt ausgeschlossen werden.

Dihydropyridine

Pharmakodynamik

Calciumantagonisten kommen zur Therapie der koronarer Herzkrankheit, bei Herzrhythmusstörungen, Hypertonie sowie beim Spannungskopfschmerz zum Einsatz. Dihydropyridine hemmen den Ca-Einstrom durch den langsamen Ca-Kanal.

Pharmakokinetik

	ED [mg]	TD [mg]	PB [%]	BV [%]	HWZ [h]	t_{max} [h]	WD [h]	E [%]
Amlodipin	5–10	10	98	60–65	35–50	6–9	24	60 R
Felodipin*	5–10	20	99	15	15–18	3–5		75 R 25 B
Isradipin	2,5–5	10	96	16–18	8,4	2		65 R
Lacidipin	2–4	4	95	10	13–19			70 B
Manidipin	10	20	99			2–3,5	24	63 B + 31 R
Nicardipin	20–30	90	98	25–35	2–8	0,5–1		60 R
Nifedipin	5–60	60	95	50–70	2–5	0,25–1,25		R
Nimodipin	30	90	97	10–15	1,1–1,7	0,6–1,6		R+B
Nisoldipin	5–10	20	99	3,7–8,4	1,0–15,4	0,4–1,7		80 R
Nitrendipin	10–20	40	97–99	16	2–24	1,5–2		R

First-pass-Effekt bei allen Dihydropyridinen
* bezogen auf Retard-Präparate

Interaktionen mit der Nahrung

Nifedipin und seine Strukturanaloga zeigen eine deutliche Erhöhung der Bioverfügbarkeit bei gleichzeitiger Einnahme mit Grapefruitsaft. Hierfür ist wahrscheinlich das Flavonoid Naringin aus der Grapefruit verantwortlich, welches die Metabolisierung der Dihydropyridine verhindert. Durch Nahrung wird die Resorption von Nifedipin verzögert, die Bioverfügbarkeit bleibt aber unverändert. Von Amlodipin sind keine Interaktionen mit der Nahrung beschrieben. Die Resorption von Manidipin wird durch Nahrung gesteigert.

Einnahmeempfehlungen

Einnahme von Nisoldipin, Nitrendipin und Isradipin im Regelfall 2 × täglich zu oder nach den Mahlzeiten. Eine Ausnahme sind die langwirksamen Amlodipin, Manidipin, Nicardipin und Lacidipin. Hier erfolgt die Einnahme nur 1 × täglich. Nicardipin sollte 1 × täglich vor einer Mahlzeit eingenommen werden. Nimodipin kann unabhängig von den Mahlzeiten eingenommen werden, Nifedipin im Allgemeinen nach den Mahlzeiten. Manidipin sollte nach dem Frühstück eingenommen werden. Tritt nach 2–4 Wochen keine ausreichende Wirkung ein, sollte die Dosis auf 20 mg erhöht werden.

Die Einnahme darf nicht gleichzeitige mit Grapefruitsaft erfolgen. Ein Genuss von Grapefruitsaft zwei Stunden nach der Einnahme des Calciumantagonisten bleibt ohne Auswirkungen.

Methyldopa

Pharmakodynamik
Methyldopa wird bei verschiedenen Formen und Schweregraden der arteriellen Hypertonie eingesetzt. Es wirkt stimulierend auf zentrale adrenerge α-Rezeptoren.

Pharmakokinetik

	ED [mg]	TD [mg]	PB [%]	BV [%]	HWZ [h]	t_{max} [h]	WE [h]	WD [h]	E
Methyldopa	250	3000	20	50	2–8	4–6	2–6	12–24	R

Interaktionen mit der Nahrung
Methyldopa interagiert mit Alkohol. Durch eiweißreiche Nahrung wird die Resorption von Methyldopa durch Verdrängung von aktiven Transportern vermindert.

Einnahmeempfehlungen
Einnahme mit reichlich Flüssigkeit auf leeren Magen. Besteht die Tagesdosis aus mehreren Tabletten, so ist diese auf mehrere Einzelgaben zu verteilen. Auf den Genuss von Alkohol sollte verzichtet werden.

Verapamil

Pharmakodynamik

Verapamil ist ein Calciumantagonist, der bei supraventrikulären Tachykardien und zur Entlastung des Herzens bei KHK (chronisch stabile Angina pectoris (Belastungsangina), instabile Angina pectoris (Crescendoangina, Ruheangina), vasospastische Angina pectoris (Prinzmetal-Angina, Variant-Angina), Angina pectoris bei Zustand nach Herzinfarkt) eingesetzt wird.

Pharmakokinetik

	ED [mg]	TD [mg]	PB [%]	BV [%]	HWZ [h]	t_{max} [h]	E
Verapamil	40–240	480	84–91	10–35	2–7	1,5–2	R

Interaktionen mit der Nahrung

Durch Nahrung könnte Verapamil in seiner Resorption verbessert werden, da es einem hohem First-pass-Effekt unterliegt. Verapamil verstärkt die Wirkung von Alkohol durch Verzögerung des Ethanolabbaus.

Einnahmeempfehlungen

Einnahme regelmäßig und möglichst immer unter gleichen Bedingungen, am besten zu oder kurz nach den Mahlzeiten.

Zentrale α_2-Sympathomimetika

Pharmakodynamik
Clonidin und Moxonidin werden bei Hypertonie, Clonidin zusätzlich in niedrigeren Dosierungen zur Migräneprophylaxe eingesetzt. Die Wirkung wird über einen zentralen Angriff an postsynaptischen α_2-Rezeptoren vermittelt, wodurch sympathische Impulse unterdrückt und der Sympathikustonus erniedrigt wird.

Pharmakokinetik

	ED [mg]	TD [mg]	PB [%]	BV [%]	HWZ [h]	t_{max} [h]	E [%]
Clonidin	0,075–0,3	0,9	30–40	75–100	8–15	2–3	70 R
Moxonidin	0,2–0,4	0,6	7	88	2,2–2,3	0,5–3	R

Interaktionen mit der Nahrung
Die Wirkung von Alkohol kann durch Moxonidin verstärkt werden. Ferner verstärken große Mengen hochkonzentrierten Ethanols die gefäßerweiternde Wirkung von Clonidin und Moxonidin.

Einnahmeempfehlungen
Clonidin unabhängig von der Nahrung einnehmen, Retard-Kapseln möglichst zu oder nach einer Mahlzeit. Moxonidin sollte am besten zu oder nach der Mahlzeit eingenommen werden.

Antikoagulantien

Dipyridamol

Pharmakodynamik
Dipyridamol ist ein Vasodilatator und Thrombozytenaggregationshemmer. Es wird bei chronischer Koronarinsuffizienz und zur Prophylaxe und Nachbehandlung des Herzinfarktes eingesetzt.

Pharmakokinetik

	ED [mg]	TD [mg]	PB [%]	BV [%]	HWZ [h]	t_{max} [h]	E
Dipyridamol	75	225	97–99	40–70	0,5–1	0,75	B

Interaktionen mit der Nahrung
Interaktionen mit der Nahrung sind nicht beschrieben, lediglich durch Xanthinderivate (Schwarztee/Kaffee) wird die Wirkung abgeschwächt.

Einnahmeempfehlungen
Im Regelfall 3 × täglich einnehmen, nicht mit Kaffee oder Schwarztee.

Thrombozytenaggregationshemmer

Pharmakodynamik

Ticlopidin und Clopidogrel werden zur Reduzierung arteriosklerotischer Ereignisse (Herzinfarkt, Schlaganfall etc.) als Thrombozytenaggregationshemmer eingesetzt.

Pharmakokinetik

	ED [mg]	TD [mg]	PB [%]	BV [%]	HWZ [h]	t_{max} [h]	E
Clopidogrel	75	75	98	50 (?)	7,2–7,6	0,8	B + R
Ticlopidin	250	500	98		30–50	2	B + R

Interaktionen mit der Nahrung

Wirksamkeit und Bioverfügbarkeit von Clopidogrel werden durch Nahrungsmittel nicht beeinflusst. Ticlopidin wird durch Nahrung in seiner BV um ca. 20 % gesteigert (inbesondere durch fettreiche Nahrung), außerdem werden die GIT-Nebenwirkungen minimiert.

Einnahmeempfehlungen

Einnahme von Clopidogrel 1 × täglich unabhängig von den Mahlzeiten, Ticlopidin zur Mahlzeit. Clopidogrel und Ticlopidin schränken das Reaktionsvermögen ein. Die Clopidogrel-Therapie kann bei akutem Koronarsyndrom mit einer einmaligen Aufsättigungsdosis von 300 mg begonnen werden. Eine Kombination mit ASS ist möglich.

Vitamin-K-Antagonisten (orale Antikoagulantien)

Pharmakodynamik
Vitamin-K-Antagonisten werden zur Thromboseprophylaxe und damit zur Vorbeugung von Herzinfarkt und Apoplex eingesetzt. Die Wirkung kommt durch eine Hemmung der Gerinnungsfaktorensynthese in der Leber zustande.

Pharmakokinetik

	ED [mg]	TD [mg]	PB [%]	BV [%]	HWZ [h]	t_{max} [h]	E
Acenocoumarol	4	10	99		9–24		
Phenprocoumon	3	9	99	100	6,5 d	2–4	R
Warfarin	2,5	10	99	100	35–45	1,5	B+R

Interaktionen mit der Nahrung
Der Wirkungsmechanismus beruht auf einer Verdrängung von Vitamin K in der Leber. Eine Nahrungsumstellung unter der Therapie, die eine Veränderung des Vitamin-K-Gehaltes beinhaltet, kann zu einer gefährlichen Veränderung der Blutgerinnung führen (z.B. plötzlicher hoher Verzehr von Tomaten). Durch Ginseng Wirkungsabschwächung der Vitamin-K-Antagonisten. Bei Einnahme von Vitamin-K-Antagonisten Konsum von Alkohol vermeiden.

Einnahmeempfehlungen
Tagesdosis von Phenprocoumon morgens oder abends mit viel Flüssigkeit (kein Alkohol) einnehmen (möglichst immer unter gleichen Bedingungen). Die Dosierung muss individuell erfolgen unter Kontrolle des Quickwertes.

Patienten, die mit Vitamin-K-Antagonisten behandelt werden, sollten ihre Ernährung nicht plötzlich im Bezug auf den Vitamin-K-Gehalt verändern. Besonders zu warnen ist hierbei vor extremen Diäten, z.B. einseitige Ernährung mit Salat, Leber, Kohl, Tomaten etc. Auch auf Ginseng-Präparate oder hoch dosierte Vitamine sollte verzichtet werden.

Ximelagatran

Pharmakodynamik
Ximelagatran ist als erster oraler Vertreter der direkten Thrombininhibitoren zur Prophylaxe thromboembolischer Ereignisse bei Hüft- und Kniegelenksersatzoperationen zugelassen. Die Zulassung betrifft eine reine Klinikanwendung.

Ximelagatran wird im Körper rasch zu seinem aktiven Metaboliten Melagatran biotransformiert. Melagatran hemmt sowohl freies, als auch an Fibrin gebundenes Thrombin und die Thrombin-induzierte-Thrombozytenaggregation.

Pharmakokinetik

	ED [mg]	TD [mg]	PB [%]	BV [%]	HWZ [h]	t_{max} [h]	E
Ximelagatran	24	48	0,15	23		ca.2	R

Interaktionen mit der Nahrung
Die Bioverfügbarkeit von Ximelagatran ist unabhängig von der Nahrungsaufnahme. Die Resorption verzögert sich jedoch bei Nahrungsaufnahme um etwa eine Stunde.

Einnahmeempfehlungen
Ab dem auf die Operation folgenden Tag 2 × täglich unabhängig von der Nahrung.

Antimykotika

Azolderivate

Pharmakodynamik

Der Wirkmechanismus dieser Breitspektrumantimykotika beruht auf einer Hemmung der Biosynthese von Ergosterol, einem wichtigen Bestandteil der Zellmembran bei Pilzen.

Als einziges Azol-Antimykotikum wird Miconazol bei Mykosen im Bereich des Mund-Rachen-Raumes (z. B. Mundsoor) und des Magen-Darm-Traktes eingesetzt. Miconazol ist ein Breitspektrumantimykotikum mit Wirkung gegen *Epidermophyton-*, *Trichophyton-*, *Candida-* und *Aspergillus-*Arten sowie *Malassezia furfur*.

Pharmakokinetik

	ED [mg]	TD [mg]	PB [%]	BV [%]	HWZ [h]	t_{max} [h]	E [%]
Fluconazol	50–200	1600	12	> 90	25–30	0,5–1,5	80 R
Itraconazol	100–200	400	99,8	100	24–30	3–4	65 B
Ketoconazol	200	400	99		2–8	1–2	B
Miconazol*	250	1500	92	20–30	20	2–4	R
Voriconazol	50–200	600	58	96	6–12	1–2	R

* Pharmakokinetik bei i. v. Gabe.

Interaktionen mit der Nahrung

Fluconazol und Miconazol interagieren nicht mit der Nahrung. Itraconazol und Ketoconazol zeigen dagegen eine deutlich verbesserte Resorption, wenn sie zu oder kurz nach einer Mahlzeit eingenommen werden, was auf eine verzögerte Magenentleerung zurückzuführen ist. Gleichzeitig werden GIT-Störungen minimiert.

Bei Itraconazol beträgt die Bioverfügbarkeit bei Einnahme auf nüchternen Magen 55 %, nach einer Mahlzeit nahezu 100 %. Da sowohl Itraconazol, als auch Ketoconazol schwache Basen sind, kann es bei einer erniedrigten Acidität des Magens zu einer Beeinträchtigung der Resorption kommen. Patienten, die H_2-Blocker oder Protonenpumpenhemmer einnehmen, sollten daher diese beiden Wirkstoffe mit einem Cola-Getränk (pH ca. 2,5) einnehmen. Zur Einnahme von Antacida sollte ein zeitlicher Abstand von 2 h eingehalten werden.

Einnahmeempfehlungen

Ketoconazol und Itraconazol zu oder direkt nach einer Mahlzeit mit ausreichend Flüssigkeit vorzugsweise mit sauren Getränken (Coca Cola, etc.) einnehmen.

Miconazoltabletten vor den Mahlzeiten einnehmen. Die Behandlung ist eine Woche über das Verschwinden der Beschwerden hinaus fortzusetzen. Die Einnahmedauer beträgt in der Regel 4 Wochen.

Voriconazol: initial 2×400 mg, dann 2×200 mg, eine Stunde vor oder nach dem Essen.

Griseofulvin

Pharmakodynamik
Griseofulvin wird bei allen durch Dermatophyten (*Trichophyton-, Microsporum-, Epidermophyton*-Arten) hervorgerufenen Mykosen der Haut, der Haare und der Nägel eingesetzt, wenn die äußerliche Behandlung der befallenen Stellen nicht angebracht ist oder erfolglos war. Es ist nur wirksam bei einer Langzeit-Therapie (6 Wochen). Heute gilt Griseofulvin nicht mehr als Mittel der ersten Wahl.

Pharmakokinetik

	ED [mg]	TD [mg]	PB [%]	BV [%]	HWZ [h]	t_{max} [h]	E
Griseofulvin	125–500	600	80	70	9–24	2–4	R + B

Interaktionen mit der Nahrung
Fettreiche Nahrung beschleunigt die Resorption und kann maximale Plasmaspiegel verdoppeln. Durch Griseofulvin wird die Alkoholtoleranz vermindert.

Einnahmeempfehlungen
Tabletten unzerkaut mit Flüssigkeit zu oder nach dem Essen einnehmen. Zur Verbesserung der enteralen Resorption wird empfohlen, Griseofulvin mit einem Glas Vollmilch oder mit der fettreichsten Mahlzeit des Tages einzunehmen. Eine symptomatische Besserung kann sich bereits nach 48–96 h zeigen. Die Therapiedauer muss 3 bis 12 Monate erfolgen.

Polyenantimykotika

Pharmakodynamik
Nystatin, Amphotericin B und Natamycin werden bei Pilzinfektionen im Mund- und GIT-Bereich, insbesondere bei Candidiasis eingesetzt. Diese Polyenantimykotika wirken über eine Schädigung der Pilzzellwand, sie bilden Addukte mit Ergosterol.

Pharmakokinetik

	ED [mg]	TD [mg]	PB [%]	BV [%]	HWZ [h]	t_{max}	E
Amphotericin B	100	800	90	3	20		R+F
Natamycin	100	400	*	*	*	*	F
Nystatin	500 000 IE	3 000 000 IE	*	*	*	*	F

* Nystatin zeigt keine, Amphotericin B und Natamycin nur sehr geringe Resorption. Beide werden daher nur für Infektionen im GIT eingesetzt. Amphothericin kann i.v. zur Behandlung von systemischen Mykosen gegeben werden.
Nystatin 1 mg ≡ 3500 IE

Interaktionen mit der Nahrung
Interaktionen mit der Nahrung sind nicht beschrieben.

Einnahmeempfehlungen
Zur Behandlung der Mundhöhle wird die Suspension oder Lutschtablette einige Zeit im Mund belassen und dann heruntergeschluckt. Bei Säuglingen sollte die Gabe vor und nach der Mahlzeit erfolgen. Die Einnahme zur Behandlung von Candidosen des GIT sollte nach dem Essen erfolgen. Im Regelfall sollte die Behandlung 2–3 Tage über das Verschwinden der sichtbaren Beschwerden hinaus erfolgen.

Terbinafin

Pharmakodynamik

Terbinafin ist ein Breitspektrumantimykotikum, das über eine Hemmung der Ergosterol-Biosynthese wirkt.

Es ist indiziert bei Pilzinfektionen (hervorgerufen durch Dermatophyten) der Finger- und Zehennägel und des Körpers, wenn eine äußerliche Therapie nicht ausreicht.

Pharmakokinetik

	ED [mg]	TD [mg]	PB [%]	BV [%]	HWZ [h]	t_{max} [h]	E [%]
Terbinafin	125–250	250	> 99	80	11–16	2	80 R

Interaktionen mit der Nahrung

Die Bioverfügbarkeit von Terbinafin wird durch Nahrungsmittel nur mäßig beeinträchtigt.

Einnahmeempfehlungen

Tabletten morgens oder abends unabhängig von den Mahlzeiten unzerkaut schlucken.

Antiparkinsonmittel

Biperiden

Pharmakodynamik
Biperiden wird als Anticholinergikum beim Parkinson-Syndrom eingesetzt, insbesondere bei Rigor- und Tremorsymptomatik, sowie durch Neuroleptika und ähnlich wirkende Arzneimittel bedingte extrapyramidale Symptome wie Frühdyskinesien, Akathisie oder Parkinsonoid.

Pharmakokinetik

	ED [mg]	TD [mg]	PB [%]	BV [%]	HWZ [h]	t_{max} [h]	WE [h]	WD [h]	E [%]
Biperiden	2–4	16	93–94	33	18–24	1,5	1	6–12	50 R + 50 B

Interaktionen mit der Nahrung
Durch Biperiden wird die Wirkung von Alkohol verstärkt.

Einnahmeempfehlungen
Tabletten mit etwas Flüssigkeit während oder nach einer Mahlzeit einnehmen. Während der Therapie sollte auf den Genuss von Alkohol verzichtet werden.

Budipin

Pharmakodynamik
Budipin hat eine indirekte dopaminerge Wirkung, die über eine verstärkte Dopaminsynthese, einen gehemmten Abbau bzw. gehemmte Wiederaufnahme etc. vermittelt sein kann. Budipin wird in der Kombinationstherapie des Morbus Parkinson eingesetzt. Insbesondere die Tremorsymptomatik bessert sich deutlich.

Pharmakokinetik

	ED [mg]	TD [mg]	PB [%]	BV [%]	HWZ [h]	t_{max} [h]	E [%]
Budipin	10–30	60	96	47	31	4–10	80 R

Interaktionen mit der Nahrung
Durch Alkohol wird der Einfluss auf das Reaktionsvermögen verstärkt.

Einnahmeempfehlungen
Einnahme nach den Mahlzeiten unzerkaut mit etwas Flüssigkeit. Die Therapie soll einschleichend begonnen und ggf. ausschleichend beendet werden. Budipin beeinflusst das Reaktionsvermögen.

Catechol-O-Methyl-Transferase-Hemmer

Pharmakodynamik
Entacapon hemmt das Enzym O-Methyl-Transferase, wodurch der Abbau von Levodopa verzögert wird. Die Therapie kann nur in Kombination mit Levodopa erfolgen.

Pharmakokinetik

	ED [mg]	TD [g]	PB [%]	BV [%]	HWZ [h]	t_{max} [h]	E
Entacapon	200	2	98	35	0,5	1	B

Interaktionen mit der Nahrung
Nahrung hat keinen Einfluss auf die Resorption von Entacapon. Eisenionen bilden mit Entacapon Chelat-Komplexe.

Einnahmeempfehlungen
Einnahme in 10 Einzelgaben gleichzeitig mit Levodopa/Dopadecarboxylasehemmer. Die Einnahme sollte nicht mit eisenreichen Speisen erfolgen. Ein Abstand von mind. 2 h ist einzuhalten.

Levodopa (L-Dopa)

Pharmakodynamik
Die Aminosäure Levodopa wird in Kombination mit den (Dopa)Decarboxylasehemmern Benserazid oder Carbidopa zur Substitution von Dopamin bei Morbus Parkinson eingesetzt.

Pharmakokinetik

	ED [mg]	TD [mg]	PB [%]	BV [%]	HWZ [h]	t_{max} [h]	E
Levodopa	50–200	800	< 10	98*	1,5–3	0,5–2	R

* in Kombination mit Benserazid, sonst 25%

Interaktionen mit der Nahrung
Die Bioverfügbarkeit von Levodopa ist bei Einnahme mit der Nahrung vermindert, da Levodopa durch einen aktiven Transport resorbiert wird und bei gleichzeitiger Nahrungszufuhr dieser Carrier auch von anderen Aminosäuren genutzt wird.

Ferner ist eine Interaktion mit Vitamin B_6 (Pyridoxin) beschrieben, das schon bei einer Tagesdosis von 2 mg/Tag zu einem Wirkungsverlust führt, da es Coenzym von Transaminasen und Aminosäuredecarboxylasen ist. 50 mg Pyridoxin senken den L-Dopa-Spiegel um 70%.

Einnahmeempfehlungen
Einnahme am besten 30 min vor oder 90 min nach einer Mahlzeit mit etwas Flüssigkeit und Gebäck. Vor der Einnahme sind große eiweißreiche Nahrungsmengen zu vermeiden. Die Einnahme auf nüchternen Magen kann zu GIT-Störungen führen.

Nach Absetzen dauert die Wirkung noch 3–5 Tage an.

Dopadecarboxylasehemmer

Pharmakodynamik
Die Dopadecarboxylasehemmer Benserazid und Carbidopa werden meist in Kombination mit Levodopa zur Therapie des Morbus Parkinson eingesetzt, um den peripheren Abbau von Levodopa und die damit verbundenen Nebenwirkungen zu verhindern.

Pharmakokinetik

	ED [mg]	TD [mg]	PB [%]	BV [%]	HWZ [h]	t_{max} [h]	E
Benserazid	12,5–25	100		*	~ 6	1	B + R
Carbidopa	25	40–100	36	*	2–4	0,5–5	B + R

* Resorption erfolgt unvollständig.

Interaktionen mit der Nahrung
Interaktionen mit der Nahrung sind nicht beschrieben.

Einnahmeempfehlungen
Einnahme nur in Kombinationspräparaten mit Levodopa.

Mematin/Amantadin

Pharmakodynamik
Memantin wird zur Behandlung bei leichten und mittelschweren Hirnleistungsstörungen eingesetzt, insbesondere zur Behandlung des Morbus Alzheimer. Amantadin zur Behandlung des Morbus Parkinson und als Virustatikum gegen Influenza Typ A.

Pharmakokinetik

	ED [mg]	TD [mg]	PB [%]	BV [%]	HWZ [h]	t_{max} [h]	E
Amantadin	vgl. Virustatika						
Memantin	10	20	42–45	100	60–100	6–8	R

Interaktionen mit der Nahrung
Interaktionen mit Alkohol im Sinne einer Verminderung der Alkoholtoleranz sind möglich.

Einnahmeempfehlungen
Einnahme von Memantin zum Frühstück oder zum Mittagessen bis spätestens 14 Uhr. Auch Amantadin sollte zur Vermeidung von Schlafstörungen bis 16 Uhr eingenommen werden. Die Therapie sollte einschleichend beginnen.

Pramipexol

Pharmakodynamik
Pramipexol wirkt als Agonist an Dopamin-D_3-Rezeptoren und kommt beim Morbus Parkinson zum Einsatz.

Pharmakokinetik

	ED [mg]	TD [mg]	PB [%]	BV [%]	HWZ [h]	t_{max} [h]	E
Pramipexol	0,088–0,7	3,3	20	90	8–12	1–3	R

Interaktionen mit der Nahrung
Interaktionen mit der Nahrung sind nicht beschrieben.

Einnahmeempfehlungen
Tagesdosis auf drei Einzelgaben aufteilen, und während oder außerhalb der Mahlzeiten einnehmen.

Antitussiva/Expektorantia

Sekretolytika, Sekretomotorika

Pharmakodynamik
Acetylcystein wird in erster Linie als Sekretolytikum eingesetzt. Die SH-Gruppe der Verbindung spaltet Aminosäurebindungen in Mukopeptiden und verflüssigt dadurch den Schleim. Carbocistein wirkt mukoregulatorisch durch eine qualitative Veränderung der Bronchialsekretion.

Pharmakokinetik

	ED [mg]	TD [mg]	PB [%]	BV [%]	HWZ [h]	t_{max} [h]	E
Acetylcystein	100–600	600	50	10	1–2	1–3	R
Carbocistein	375	2250		100	1–3	2	R

Interaktionen mit der Nahrung
Interaktionen mit der Nahrung sind nicht beschrieben.

Einnahmeempfehlungen
Einnahme nach den Mahlzeiten mit mindestens 1/2 Glas Wasser. Die schleimlösende Wirkung wird durch Flüssigkeitszufuhr unterstützt. Um eine ausreichende Schleimlösung zu erreichen sollten wenigstens 2 l Flüssigkeit pro Tag zugeführt werden. Die Behandlung mit Carbocistein sollte nicht länger als 10 Tage erfolgen.

Ambroxol, Bromhexin

Pharmakodynamik
Ambroxol und Bromhexin werden als Sekretolytika und Sekretomototorika eingesetzt. Sie fördern die mucociliare Clearance (Verminderung der Viskosität des Sekretes und Förderung der Tätigkeit des Flimmerepithels).

Pharmakokinetik
Ambroxol ist ein Metabolit von Bromhexin.

	ED [mg]	TD [mg]	PB [%]	BV [%]	HWZ [h]	t_{max} [h]	E
Ambroxol-HCl	30–75	90	85	66	7–12	1,3	R
Bromhexin*	8–20	60	99	20	1–16	1	R

* Bromhexin hat einen hohen First-pass-Effekt jedoch sind auch die Metaboliten (z. B. Ambroxol) aktiv.

Interaktionen mit der Nahrung
Interaktionen mit der Nahrung sind nicht beschrieben.

Einnahmeempfehlungen
Retard-Präparate bevorzugt abends nach der Mahlzeit, die übrigen Darreichungsformen nach den Mahlzeiten je nach Dosierungsregime einnehmen. Zur Gewährleistung einer ausreichend expektorierenden Wirkung sollten täglich mindestens 2 l Flüssigkeit zugeführt werden.

Antitussiva

Pharmakodynamik

Clobutinol, Dextrometorphan, Noscapin, Dihydrocodein und Pentoxyverin werden zur Unterdrückung des Hustenreizes eingesetzt. Dihydrocodein daneben auch in der Substitutionsbehandlung von Drogenabhängigen. Die Hustenblocker setzen zentral im Hustenzentrum der Medulla oblongata die Übererregung herab. In niederen Dosen erfolgt eine Dämpfung, in höheren Dosen eine vollständige Unterdrückung des Hustenreflexes.

Pharmakokinetik

	ED [mg]	TD [mg]	PB [%]	BV [%]	HWZ [h]	t_{max} [h]	WE [min]	WD [h]	E
Clobutinol	40–80	240		25	1,5–7	1–2			R
Dextrometorphan	60	120			1–2	2–3	15–30		R
Dihydrocodein	10–30	90		21	3–6	2		5	R
Dropropizin	20	180	11–14	75	2			6	R
Levodropropizin		180	11–14	75	1–2				R
Noscapin	15–100	300			4,5	1		4	R
Pentoxyverin	50–75	150			2,3	1 (R:3)			R

Interaktionen mit der Nahrung

Interaktionen mit der Nahrung sind nicht beschrieben. Die Substanzen können die Wirkung von Alkohol verstärken.

Einnahmeempfehlungen

Einnahme vorzugsweise zur Nacht. Unter der Therapie mit Antitussiva sollte auf Alkoholkonsum verzichtet werden. Die Einnahme muss mit ausreichend Flüssigkeit erfolgen. Die Therapie, insbesondere die Selbstmedikation, sollte auf 5–7 Tage begrenzt werden. Noscapin sollte nicht zum Essen eingenommen werden.

Guaifenesin

Pharmakokinetik
Guaifenesin wird als begleitende Behandlungsmaßnahme bei chronischen Bronchitiden, die mit einer Störung von Schleimbildung und Schleimtransport einhergehen wie trockener Reizhusten (z. B. Raucherhusten), Keuchhusten etc. eingesetzt.

Pharmakokinetik

	ED [mg]	TD [mg]	PB [%]	BV [%]	HWZ [h]	t_{max}	WD [h]	E
Guaifenesin	200	2400			1		6–8	R

Interaktionen mit der Nahrung
Interaktionen mit der Nahrung sind ebenso wie mit anderen Arznei- oder Nahrungsstoffen nicht beschrieben.

Einnahmeempfehlungen
Die Einnahme erfolgt im Regelfall bis zu 4 × täglich.

Antivarikosa/Antiexsudativa

Aescin

Pharmakodynamik
Aescin ist ein Saponingemisch, das die Permeabilität in Kapillar-Endstrecken vermindert. Es wird bei Veneninsuffizienz und Ödemen sowie Schwellungen nach Verletzungen, Kopfschmerzen nach Gehirnerschütterung, zur unterstützenden Behandlung von Sehnenscheidenentzündungen angewendet.

Pharmakokinetik

	ED [mg]	TD [mg]	PB [%]	BV [%]	HWZ [h]	t_{max} [h]	E
Aescin	20–50	100	84		23,1	2,4	R + B

Interaktionen mit der Nahrung
Interaktionen mit der Nahrung sind nicht beschrieben.

Einnahmeempfehlungen
Einnahme 3 × täglich nach den Mahlzeiten (Vermeidung von GIT-Störungen).

Troxerutin

Pharmakodynamik
Troxerutin wird bei Stauungsbeschwerden in den Beinen insbesondere Insuffizienz tiefer und oberflächlicher Beinvenen, Hämorrhoiden und dem Postthrombotischen Syndrom angewendet.

Pharmakokinetik

	ED [mg]	TD [mg]	PB [%]	BV [%]	HWZ [m]	t_{max} [h]	E
Troxerutin	250–300	1500	30		30–45	0,5–2	B

Interaktionen mit der Nahrung
Interaktionen mit der Nahrung sind nicht beschrieben.

Einnahmeempfehlungen
Einnahme nach bzw. zu den Mahlzeiten mit ausreichend Flüssigkeit.

Anxiolytika

Kavain

Pharmakodynamik
Kavain wird eingesetzt zur Stabilisierung der Stimmungslage bei Angst- und Spannungszuständen, bei Abgeschlagenheit und vorzeitiger Ermüdung, bei Antriebsarmut und Leistungsschwäche und zur psychischen Stabilisierung. Zurzeit ist die Substanz wegen Hepatotoxizität in Deutschland aus dem Handel genommen.

Pharmakokinetik

	ED [mg]	TD [mg]	PB [%]	BV [%]	HWZ [h]	t_{max} [h]	E
Kavain[1]	50–200	600		83	9–29	1,8	R

[1] zur Zeit in Deutschland a.H.

Interaktion mit der Nahrung
Bei gemeinsamer Einnahme von Kavain und Alkohol wird die zentral sedierende Wirkung von Alkohol verstärkt.

Einnahmeempfehlungen
Kavain zu den Mahlzeiten mit ausreichend Flüssigkeit (1/4 l) einnehmen.

Broncholytika/Antiasthmatika

β₂-Sympathomimetika

Pharmakodynamik

β$_2$-Sympathomimetika kommen als Antiasthmatika bzw. bei Atemwegserkrankungen mit Verengung der Atemwege durch Krämpfe der Bronchialmuskulatur (obstruktive Atemwegserkrankungen) und als Tokolytika zwischen der 20. und 37. Schwangerschaftswoche zum Einsatz. Sie sorgen durch Erregung von β$_2$-Rezeptoren der Bronchien für eine Erschlaffung der Bronchialmuskulatur bzw. durch Erregung von β$_2$-Rezeptoren des graviden Uterus für eine Unterdrückung der Wehentätigkeit.

Pharmakokinetik

	ED [mg]	TD [mg]	PB [%]	BV [%]	HWZ [h]	t$_{max}$ [h]	WE [h]	WD [h]	E [%]
Bambuterol*	10	10	25	10–20	10	2–4	0,5	24	R
Clenbuterol	0,04	0,08	45–56		1–24 +	2–3	0,1–0,7	14	R
Fenoterol	5	40	40–55	ca. 60	0,42–3	2	0,5	6	R
Orciprenalin	20	200	10	33	5–6	2	0,25	4	R
Salbutamol	2–8	16	gering	50	2,7–5	1–3	0,25	4–6	R
Terbutalin	2,5–7,5	7,5	25	10–15	3–4	2	0,5	6	40 R

* Bambuterol ist ein Prodrug von Terbutalin
+ HWZ von Clenbuterol ist biphasisch

Interaktionen mit der Nahrung

Sympathomimetika zeigen eine Interaktion mit Ethanol.

Einnahmeempfehlungen

Terbutalin nüchtern oder zur Mahlzeit, Clenbuterol zur Mahlzeit einnehmen. Orciprenalin kann unabhängig von der Nahrung eingenommen werden. Sportler sollten bedenken, dass Sympathomimetika auf der Dopingliste stehen. Die Patienten reagieren sehr unterschiedlich auf die Wirkung, so dass die Dosis individuell festgelegt werden muss.

Leukotrienantagonisten

Pharmakodynamik
Montelukast kommt als sogenannter Leukotrienantagonist als Zusatzmedikation bei leichtem und mittelschwerem Asthma bronchiale zum Einsatz. Es blockiert die Rezeptoren für Leukotriene und verhindert dadurch die Bronchokonstriktion.

Pharmakokinetik

	ED [mg]	TD [mg]	PB [%]	BV [%]	HWZ [h]	t_{max} [h]	E
Montelukast	4–10	10	99	63–73	3–6	3	B

Interaktionen mit der Nahrung
Eine geringe Verringerung der Bioverfügbarkeit wurde bei Einnahme mit der Nahrung beobachtet.

Einnahmeempfehlungen
Montelukast kann unabhängig von der Nahrungsaufnahme eingenommen werden. Die Einnahme sollte abends vor dem Schlafengehen erfolgen.

Theophyllin

Pharmakodynamik
Das Purinderivat Theophyllin wird bei Asthma eingesetzt. Die Wirkung kommt u. a. über eine Hemmung der Phosphodiesterase zustande.

Pharmakokinetik

	ED [mg]	TD [mg]	PB [%]	BV [%]	HWZ [h]	t_{max} [h]	WE [h]	WD [h]	E
Theophyllin	200–600	800	60	96	5–9	2	1–5*	6–8*	R

* große Unterschiede je nach Galenik

Interaktionen mit der Nahrung
Theophyllin zeigt, wie viele andere Arzneistoffe auch, eine Interaktion mit Grapefruitsaft. Bei gleichzeitiger Gabe von 300 mg Theophyllin und Grapefruitsaft treten erniedrigte Theophyllinspiegel auf. Durch den Genuss von Nicotin wird die Wirkung von theophyllinhaltigen Arzneimitteln abgeschwächt (Verkürzung der Eliminationshalbwertszeit). Nahrung verzögert die Resorptionsgeschwindigkeit, die Bioverfügbarkeit bleibt nahezu unverändert. Durch eine fettreiche Mahlzeit wird allerdings auch die Bioverfügbarkeit drastisch verrringert. Je nach Präparat, insbesondere bei Retardformulierungen scheinen hier deutliche Unterschiede vorzuliegen.

Einnahmeempfehlungen
Einnahme morgens und abends kurz vor dem Schlafengehen. Die Interaktion mit Grapefruitsaft ist bei Theophyllin signifikant. Daher sollten Patienten, die Theophyllin-Präparate einnehmen müssen, auf den gleichzeitigen Genuss von Grapefruitsaft verzichten. Die Einnahme sollte nach den Mahlzeiten mit ausreichend Flüssigkeit erfolgen. Wichtig ist immer ein gleicher Abstand zur Nahrung.

Carminativa

Silikone

Pharmakodynamik
Dimethicon und Simethicon werden bei Blähungen und Völlegefühl eingesetzt. Sie wirken als sogenannte Entschäumer und werden auch als Antidot bei Tensid-Vergiftungen eingesetzt.

Pharmakokinetik

	ED [mg]	TD [mg]	PB [%]	BV [%]	HWZ [h]	t_{max}	E
Dimethicon	80	640	*	*	*	*	F
Simethicon	42	336	*	*	*	*	F

* Silikone werden aus dem GIT nicht resorbiert.

Interaktionen mit der Nahrung
Interaktionen mit der Nahrung sind nicht beobachtet worden.

Einnahmeempfehlungen
Einnahme zu oder nach einer Mahlzeit, bei Bedarf auch vor der Nachtruhe. Die Kautabletten müssen gut gekaut werden.

Cholagoga

Gallensäuren

Pharmakodynamik
Gallensäuren werden zur Auflösung von Cholesterolgallensteinen und bei Verdauungsbeschwerden eingesetzt.

Pharmakokinetik

	ED [mg]	TD [mg]	PB [%]	BV [%]	HWZ [h]	t_{max}	E
Chenodesoxycholsäure	250	1500			45–96		B
Ursodesoxycholsäure	150–250	400			84–139		B

Interaktionen mit der Nahrung
Interaktionen mit der Nahrung sind Bestandteil der Wirkung der Gallensäuren.

Einnahmeempfehlungen
Einnahme von Ursodesoxycholsäure abends vor dem Schlafengehen (bei größeren Dosen auch einen Teil morgens) unzerkaut mit etwas Flüssigkeit bzw. zum Abendessen. Bei Frauen im gebärfähigen Alter ist ein sicherer Empfängnisschutz indiziert.

Corticoide

Glucocorticoide

Pharmakodynamik

Das physiologisch wichtigste Glucocorticoid ist das Cortisol (Hydrocortison). Glucocorticoide werden in der Nebennierenrinde über Progesteron als Zwischenprodukt aus Cholesterol gebildet.

In physiologischen Konzentrationen wirken sie u. a. blutzuckererhöhend durch Steigerung der Gluconeogenese, immunsuppressiv, antiphlogistisch und antiproliferativ. Sie bewirken eine Natriumretention und vermehrte Kaliumsekretion in der Niere, steigern die Erregbarkeit des Gehirns und senken die Krampfschwelle. Glucocorticoide sind zur Bewältigung von Stresssituationen unentbehrlich.

Die physiologischen Blutspiegel der Glucocorticoide unterliegen einem zirkadianen Rhythmus, der sein Maximum morgens zwischen 6 und 9 Uhr erreicht. Ein Konzentrationsanstieg von Glucocorticoiden im Blut kann außerdem ausgelöst werden z.B. durch Stress, Verbrennungen, schwere Infektionskrankheiten oder operative Eingriffe.

Glucocorticoide sind indiziert zur Substitutionstherapie bei Nebennierenrindeninsuffizienz und zur so genannten pharmakodynamischen Therapie aufgrund ihrer immunsuppressiven, antiphlogistischen und antiallergischen Eigenschaften (Astma, Rheuma, Allergien).

Pharmakokinetik

	ED [mg]	TD [mg]	PB [%]	BV [%]	HWZ [h]	t_{max} [h]	E [%]
Betamethason	0,25–0,5	6	58–70	70	ca. 7	1–2	B
Deflazacort	6	18	40	54–96	1–2	1–2	70 R
Dexamethason	0,58	48	75	80–90	ca. 4,2	1–3	R
Flucortolon	5–50	100	95	83	ca. 1,5	1–2	R
Hydrocortison	10	200	> 90	97	1,5	1	R
Methylprednisolon	2–100	160	77	89	2–3	1,5	R
Prednisolon	1–50	300	55–90	80–90	ca. 3,2	1–2	R
Prednison	1–50	300	55–90	80–90	ca. 3,2		R
Prednyliden	6–60	240	80–90	ca. 90	ca. 1,5	2–3	R
Triamcinolon	4–16	48	80	90	5	4	R + B

Interaktionen mit der Nahrung
Die Resorption von Hydrocortison und Methylprednisolon wird durch eine gleichzeitige Mahlzeit lediglich verzögert, aber nicht vermindert.

Einnahmeempfehlungen
Alle Glucocorticoide am besten morgens zwischen 6 und 8 Uhr mit Flüssigkeit während oder nach dem Essen einnehmen. Die morgendliche Einnahme gewährleistet eine optimale Anpassung an den physiologischen Cortisol-Tagesrhythmus und reduziert so auch mögliche Nebenwirkungen. Die Einnahme am Morgen wird besonders bei einer Langzeittherapie empfohlen.

Wird die Tagesdosis aufgeteilt, so sollten 2/3 der Dosis morgens und 1/3 abends eingenommen werden.

Mineralcorticoide

Pharmakodynamik

Mineralcorticoide werden, wie die Glucocorticoide, über Progesteron als Zwischenstufe in der Nebennierenrinde aus Cholesterol gebildet. Das physiologisch bedeutsamste Mineralcorticoid ist das Aldosteron. Seine Vorstufe Cortexon ist deutlich schwächer wirksam. Mineralcorticoide sind an der Regulation des Elektrolyt- und Wasserhaushaltes beteiligt. Die therapeutische Bedeutung der Mineralcorticoide ist, verglichen mit den Glucocorticoiden, gering. Zur Zeit ist nur das partialsynthetisch gewonnene Fludrocortison im Handel.

Pharmakokinetik

	ED [mg]	TD [mg]	PB [%]	BV [%]	HWZ [h]	t_{max} [h]	E
Fludrocortison	0,1	0,5			1	1,7	R

Interaktionen mit der Nahrung

Es sind keine Interaktionen mit der Nahrung bekannt.

Einnahmeempfehlungen

Fludrocortison nach den Mahlzeiten, unzerkaut und mit etwas Flüssigkeit einnehmen.

Diuretika

Aldosteronantagonisten

Pharmakodynamik
Spironolacton wird als Aldosteronantagonist zur Entwässerung und Blutdrucksenkung eingesetzt. Eplerenon ist zur Behandlung der Herzinsuffizienz nach einem Herzinfarkt zugelassen.

Pharmakokinetik

	ED [mg]	TD [mg]	PB [%]	BV [%]	HWZ [h]	t_{max} [h]	WE [h]	WD [h]	E
Eplerenon	25–50	50	50		3–5	2			R 67 B 32
Spironolacton	25–100	400	90–98	90	10–20*	72	48–72	24 [-72]	R + B

* als Canrenoat

Interaktionen mit der Nahrung
Nahrung verbessert die Resorption von Spironolacton, da mehr Zeit zur Auflösung zur Verfügung steht und der First-pass-Metabolismus verringert wird.

Einnahmeempfehlungen
Einnahme mit der Nahrung oder kurz davor, vorzugsweise vor dem Frühstück oder Mittagsessen. Eplerenon wird einschleichend 3–14 Tage nach einem Infarkt gegeben, die Erhaltungsdosis von 50 mg wird 1 × täglich mit oder ohne Nahrung gegeben. Der Kaliumspiegel sollte genau überwacht werden.

Carboanhydratasehemmer

Pharmakodynamik
Acetazolamid wird heute kaum noch als Diuretikum eingesetzt, sondern nur noch zur Behandlung des Glaukoms (akuter Glaukomanfall).

Pharmakokinetik

	ED [mg]	TD [mg]	PB [%]	BV [%]	HWZ [h]	t_{max} [h]	WE [h]	WD [h]	E
Acetazolamid	250–500	1000	60–90	n. bek.	2–6	2	6	4–6	R

Interaktionen mit der Nahrung
Interaktionen mit der Nahrung sind nicht beschrieben.

Einnahmeempfehlungen
Während einer langdauernden Acetazolamid-Therapie muss für eine ausreichende Auffüllung der Alkalireserve, besonders der Kaliumbestände gesorgt werden. Hierzu eignen sich Diätmaßnahmen (Gemüse, Obst, besonders getrocknete Aprikosen) oder Gaben von Kaliumcarbonat bzw. entsprechenden Kaliumpräparaten.

Kalium sparende Diuretika („Kaliumsparer")

Pharmakodynamik
Die Kalium sparenden Diuretika werden meist in Kombination mit Thiaziden verabreicht, ihr Einsatz erfolgt in erster Linie bei Hypertonie.

Pharmakokinetik

	ED [mg]	TD [mg]	PB [%]	BV [%]	HWZ [h]	t_{max} [h]	WE [h]	WD [h]	E [%]
Amilorid	5	20	70	15–26	9	3–4	2	24	60 R 40 B
Triamteren	50	100	50	30–70	2,8	2–4	2–4	24	R

Interaktionen mit der Nahrung
Bei Amilorid wird durch Nahrung die Resorptionsquote verringert.

Einnahmeempfehlungen
Einnahme von Triamteren zur Nahrung, von Amilorid nach dem Essen. Bei Triamteren treten leicht GIT-Störungen (Erbrechen und Übelkeit) auf. Die Einnahme sollte mit Rücksicht auf die Nachtruhe des Patienten nicht abends erfolgen. Die Maximalwirkung tritt erst nach mehrtägiger Behandlung ein. Triamteren kann den Harn grün färben.

Schleifendiuretika

Pharmakodynamik

Schleifendiurektika hemmen im aufsteigenden Ast der Henle'schen Schleife die Resorption von Natrium-, Kalium- und Chloridionen. Sie werden zur Ausschwemmung von Ödemen, bei Herzinsuffizienz oder Bluthochdruck verordnet.

Pharmakokinetik

	ED [mg]	TD [mg]	PB [%]	BV [%]	HWZ [h]	t_{max} [h]	WE [min]	WD [h]	E [%]
Azosemid[1]			96	20	3				R
Bumetanid	1–5	15	95–97	90	1,5	1		4–6	R
Etacrynsäure	50	400	90	95	0,5–2		30	6–8	R + B
Furosemid	40–500	1000	95	50–70	1	1	30	6–8	66 R, 30 B
Piretanid	3–6	12	96	80	1,5	1	60	4–6	R
Torasemid	2,5–200	200	99	80–90	3–4	1		12	80 R

[1] in Deutschland zur Zeit a. H.

Interaktionen mit der Nahrung

Die Einnahme von Furosemid nach einem Frühstück vermindert die Bioverfügbarkeit um etwa 50 %. Die Einnahme von Torasemid sollte morgens erfolgen. Nahrung hat keinen Einfluss auf die Wirksamkeit. Die Einnahme von Etacrynsäure sollte noch dem Frühstück erfolgen.

Besondere Arzneiformen

Furosemid liegt auch in langwirksamen Kapseln vor. Bei diesen Arzneiformen liegt eine geänderte Pharmakokinetik vor (t_{max}: 3 h, HWZ: 3 h).

Einnahmeempfehlungen

Einnahme von Furosemid und Torasemid nüchtern, möglichst vor dem Frühstück. Etacrynsäure und Piretanid nach dem Frühstück (und Mittagessen) mit reichlich Flüssigkeit einnehmen. Auf eine ausreichende Elektrolytversorgung der Patienten ist zu achten (kaliumreiche Kost wie Bananen und Aprikosen, aber mäßige Kochsalzzufuhr). Bei allen Schleifendiuretika ist mit Rücksicht auf die Nachtruhe des Patienten keine abendliche Gabe indiziert.

Thiazide

Pharmakodynamik
Thiazid-Diuretika werden bei arterieller Hypertonie und kardialen, hepatischen und renalen Ödemen angewandt.

Pharmakokinetik

	ED [mg]	TD [mg]	PB [%]	BV [%]	HWZ [h]	t_{max} [h]	WE [h]	WD [h]	E [%]
Chlorothiazid	1000	2000	95		1,5		2	6–12	R
Chlortalidon	25–50	200	75	60	48	10	2–3	2–3 Tage	60 R
Hydrochlorothiazid	25	100	64	70	6–8	2–5	2	6–12	95 R
Xipamid	10–40	80	99	64–95	40	1	1	ca. 12	R

Interaktionen mit der Nahrung
Durch Nahrung wird die Resorption von Hydrochlorothiazid verbessert.

Einnahmeempfehlung
Tabletten unzerkaut zum Frühstück (zum Essen) einnehmen, um gastrointestinale Nebenwirkungen zu vermeiden. Die Einnahme sollte nicht zum Abend erfolgen. Chlorothiazid ist in Deutschland nicht im Handel. Chlortalidon sollte erst nach 2–3 Wochen in der Dosis erhöht werden. Xipamid sollte nach dem Frühstück eingenommen werden. Der maximale antihypertensive Effekt setzt nach 2–3 Wochen ein.

Enzyminhibitoren

Miglustat

Pharmakodynamik

Miglustat wird zur Therapie der leichten bis mittelschweren Form der Gaucher-Krankheit des Typs 1 eingesetzt, bei denen eine Enzymsubstitutionstherapie (ERT) nicht in Frage kommt.

Pharmakokinetik

	ED [mg]	TD [mg]	PB [%]	BV [%]	HWZ [h]	t_{max} [h]	WE [h]	WD [h]	E [%]
Miglustat	100	300	0		6–7	2			R

Interaktionen mit der Nahrung

Nahrung führt zu einer Abnahme von C_{max} (um 36%) und einer Verzögerung von t_{max}. Die Veränderungen scheinen keinen Einfluß auf die Wirksamkeit zu haben.

Einnahmeempfehlung

Die Einnahme kann mit oder unabhängig von den Mahlzeiten erfolgen, im Regelfall 3 × täglich, bei Durchfällen ist eine Reduktion auf 2 × täglich möglich.

Nitisinon

Pharmakodynamik

Nitisinon wird eingesetzt zur Behandlung von Patienten mit angeborener Tyrosinämie Typ 1 (HT-1) in Kombination mit eingeschränkter Aufnahme von Tyrosin und Phenylalanin aus der Nahrung.

Pharmakokinetik

	ED [mg]	TD [mg]	PB [%]	BV [%]	HWZ [h]	t_{max} [h]	E [%]
Nitisinon	*	2 mg/kg KG					

* individuelle Anpassung der Dosis

Interaktionen mit der Nahrung

Interaktionen sind bis jetzt nicht bekannt.

Einnahmeempfehlung

Es wird empfohlen Nitisinon zu den Mahlzeiten einzunehmen.
Die Kapsel kann geöffnet und der Inhalt vor der Einnahme in einer geringen Menge Wasser oder Diätflüssigkeit suspendiert werden.

Enzympräparate

Pharmakodynamik

Enzyme werden bei zahlreichen Erkrankungen eingesetzt, insbesondere zur Substitution bei Ausfall der körpereigenen Produktion an Verdauungsenzymen, aber auch bei zahlreichen entzündlichen Prozessen wie traumatisch bedingten Ödemen, Entzündungen, rheumatischen Erkrankungen, aktiven Phasen von Osteoarthrosen, extraartikulären rheumatischen Erkrankungen, Thrombophlebitiden, Entzündungen des Urogenitaltrakts, sowie Krebs und Viruserkrankungen.

Pharmakokinetik

	ED [mg]	TD [mg]	PB [%]	Resorptionsrate [%]	HWZ [min]	t_{max}	E
Amylase	11 000 E			44			
Bromelain	40	240		39	50		R
Chymotrypsin	1			16			
Lipase	15000 E						
Pankreatin	25 000 E	150 000 E		19			
Papain	60			7			
Protease	900 E						
Trypsin	24			28			

Die Bioverfügbarkeit von Enzympräparaten ist im Regelfall mäßig bis gering.

Interaktionen mit der Nahrung

Da es sich um sehr große Moleküle handelt, ist die Bioverfügbarkeit in der Regel eher gering, so dass zusätzliche Verluste durch Reaktionen mit Nahrungsbestandteilen zu vermeiden sind. Nahrungsbestandteile verringern die Bioverfügbarkeit der Enzyme. Daher müssen Enzympräparate, die nicht zur Substitution körpereigener Enzyme gedacht sind, mindestens eine halbe Stunde vor oder nach der Mahlzeit eingenommen werden.

Einnahmeempfehlungen

Enzyme, die nicht zur Substitutionsbehandlung vorgesehen sind, je nach Hersteller 30 min vor, teilweise 30 min nach dem Essen einnehmen. Da aber die Resorption durch die Darmmucosa nur schwer gelingt, ist jeder andere Verlust zu vermeiden, so dass ein deutlicherer Abstand zur Nahrung sinnvoll erscheint.

Enzyme zur Substitution (Pankreasenzyme) zu den Mahlzeiten mit viel Flüssigkeit einnehmen. Die Dauer der Anwendung ist nicht beschränkt.

Gichttherapeutika

Allopurinol

Pharmakodynamik
Allopurinol hemmt die Xanthinoxidase und senkt dadurch die körpereigene Harnsäureproduktion. Es dient zur Intervallbehandlung der Gicht bzw. zur Hyperurikämieprophylaxe bei der Therapie mit anderen Medikamenten (z.B. Zytostatika).

Pharmakokinetik

	ED [mg]	TD [mg]	PB [%]	BV [%]	HWZ [h]	t_{max} [h]	E
Allopurinol	100–300	800–900*	< 5	67–90	9–16	1	80 R

* in Einzelfällen

Interaktionen mit der Nahrung
Interaktionen mit der Nahrung sind nicht beschrieben.

Einnahmeempfehlungen
Einnahme mit ausreichend Flüssigkeit nach einer Mahlzeit. Nur bei Magenunverträglichkeit sollte eine Verteilung über den Tag erfolgen. Der Patient sollte Innereien, Hülsenfrüchte, geräucherten Fisch oder gebratenes Fleisch meiden. Auf den Genuss von Alkohol sollte verzichtet werden.

Pädiatrische Dosierung
Allopurinol: TD 10 mg/kg KG

Colchicin

Pharmakodynamik
Colchicin wird im akuten Gichtanfall zur Hemmung der Makrophagenaktivität eingesetzt.

Pharmakokinetik

	ED [mg]	TD [mg]	PB [%]	BV [%]	HWZ [h]	t_{max} [min]	E [%]
Colchicin	0,5	8	20–50		9,3	69	B, 23 R

Interaktionen mit der Nahrung
Interaktionen mit der Nahrung sind nicht beschrieben.

Einnahmeempfehlungen
Dragees mit ausreichend Flüssigkeit, außerhalb der Mahlzeiten einnehmen. Erneute Colchicingabe frühestens nach 3 Tagen. Unter der Therapie und bis zu 3 Monate danach sollte ein ausreichender Empfängnisschutz sichergestellt sein. Colchicin kann mit Allopurinol und Urikosurika zusammen eingenommen werden.

Urikosurika

Pharmakodynamik
Benzbromaron und Probenecid werden zur forcierten Ausscheidung von Harnsäure gegeben.

Pharmakokinetik

	ED [mg]	TD [mg]	PB [%]	BV [%]	HWZ [h]	t_{max} [h]	WE [h]	E
Benzbromaron	100	100	100	50	36	2	8–12	B
Probenecid	250–500	1000	83–94	100	9	2–3		R

Interaktionen mit der Nahrung
Interaktionen von Benzbromaron mit der Nahrung sind nicht beschrieben.

Einnahmeempfehlungen
Beide Arzneistoffe sollten zum oder nach dem Essen (Hauptmahlzeit) eingenommen werden, insbesondere bei Benzbromaron treten sonst GIT-Störungen auf. Auf eine ausreichende Flüssigkeitszufuhr ist zu achten.

Eine Therapie mit Benzbromaron einschleichend beginnen.

Hypnotika/Sedativa

Benzodiazepine

Pharmakodynamik

Die Benzodiazepine werden als Sedativa (Oxazepam, Temazepam, etc.), Muskelrelaxantien (Tetrazepam), Psychopharmaka bei Angst-, Spannungs- und Erregungszuständen (Anxiolytika) (Nordazepam etc.) und als Antiepileptika (Clonazepam) verwendet. Sie greifen am GABA-Rezeptor an. Je nach Wirkungsdauer und Wirkungsprofil sind die Vertreter den einzelnen Indikationen zuzuordnen.

Pharmakokinetik

Je nach Arzneistoff-Indikation ist die Pharmakokinetik recht unterschiedlich

	ED [mg]	TD [mg]	PB [%]	BV [%]	HWZ [h]	t_{max} [h]	WE [min]	WD [h]	E [%]
Alprazolam	0,25–1	4	80	80	12–15	1–2	15		R
Bromazepam	6	12	70	85	15–28			12–24	
Brotizolam	0,25	0,25	89–95	52–99	4,4–6,9	0,8–1,3			
Chlordia-zepoxid	25	100	94–97	100	5–30	0,5–12			R
Clobazam	10–20	80	85–91		18				B
Clonazepam	0,25–1	4–8	47–82	80–100	30	2–4	20–60	12	70 R
Diazepam	5–20	60	98–99	100	20	0,5–1,5	30–60	>15	R
Flunitra-zepam	1–2	2	80	80–90	18	1–3			R
Lormeta-zepam	0,5–2	3	73–88	72–83	10–14	1–3		6–12	R
Loprazolam	1	2	80	80	8–9	2,5			R+B
Lorazepam	0,5–2,5	3	91–93	90–100	13–14	1–2,5			R
Medazepam	10	60	99,8	50–76	2–5	1–2			

	ED [mg]	TD [mg]	PB [%]	BV [%]	HWZ [h]	t_{max} [h]	WE [min]	WD [h]	E [%]
Midazolam	7,5	15	95–98	40–50	1,5–2,5	0,5–1	10–20		R
Nitrazepam	5–10	10	85–88	54–93	18–30	1–2		>15	80 R
Nordazepam	2,5–6,25	15	96	100	50–90				R
Oxazepam	10–50	150	95–98	80–90	5–15	1–3			R
Temazepam	10–20	40	96	100	5–13	0,8		6–12	80 R
Tetrazepam	25–100	400	70	100	18	1,5–2			R
Triazolam	0,125–0,25	0,25	80–89	50	0,8	1–2		<4	80 R

Interaktionen mit der Nahrung

Die Resorption von Diazepam wird durch Nahrung gefördert. Grapefruitsaft erhöht die BV von Midazolam und Triazolam. Die Resorption von Bromazepam und Nordazepam wird durch Nahrung nicht beeinflusst. Der Wirkungseintritt von Oxazepam, Nitrazepam und Clobazam wird durch Nahrung verzögert. Die Angaben dazu sind allerdings widersprüchlich. Benzodiazepine verstärken die Wirkung von Alkohol. Bei gleichzeitiger Gabe von Alkohol steigt die Bioverfügbarkeit von Clobazam um 50 %. Die Resorption von Oxazepam wird durch Alkohol verzögert.

Einnahmeempfehlungen

Einnahme der Benzodiazepine nach Möglichkeit nüchtern. Zur Einnahme sollte kein Grapefruitsaft verwendet werden. Bei der Einnahme als Schlafmittel sollte die Einnahme unmittelbar vor dem Schlafengehen, aber möglichst nicht auf vollen Magen erfolgen, da die Gefahr von verzögerter Wirkung und „Hangover" am nächsten Tag besteht.

Chloralhydrat

Pharmakodynamik
Chloralhydrat wird bei Schlafstörungen, zur Beruhigung bei Erregungszuständen organischer und/oder psychischer Genese, wie zum Beispiel bei cerebralsklerotisch bedingten Unruhezuständen und Durchschlafstörungen eingesetzt. Die Wirkung beruht auf einer Reizabschirmung des Zentralnervensystems. Hauptwirkort ist die Hirnrinde, der Wirkmechanismus beruht möglicherweise auf einer verminderten Produktion von freiem Acetylcholin und einer Reduktion der Acetylcholinaktivität.

Pharmakokinetik

	ED [mg]	TD [mg]	PB [%]	BV [%]	HWZ [m]	t_{max} [h]	WE [min]	WD [h]	E
Chloralhydrat	250–500	1000	40	0*	4	0,5	15–30	5–8	B

Aktiver Metabolit: Trichlorethanol HWZ 7 h
* sofortige Metabolisierung

Interaktionen mit der Nahrung
Chloralhydrat wird durch die Alkoholdehydrogenase in seinen wirksamen Metaboliten Trichlorethanol umgewandelt. Die Wirkung von Ethanol wird verstärkt bzw. Ethanol erhöht die Serumkonzentration von Trichlorethanol (gleicher Abbau).

Besondere Arzneiformen
Je nach gewünschter Freisetzung und Indikation (Ein- oder Durchschlafstörungen) gibt es den Wirkstoff in normalen Kapseln oder dünndarmlöslichen Kapseln.

Einnahmeempfehlungen
Einnahme 15–30 min vor dem Schlafengehen. Die Kapseln können vorher kurz in Wasser eingetaucht werden, so dass sie besser durch die Speiseröhre gleiten.

H_1-Antihistaminika

Pharmakodynamik

Die H_1-Antihistaminika Diphenhydramin und Doxylamin werden zur Stillung des Hustenreizes und zur Beruhigung und leichten Schlafförderung eingesetzt. Als Applikationsart stehen flüssige und feste Zubereitungen zur Verfügung.

Pharmakokinetik

	ED [mg]	TD [mg]	PB [%]	BV [%]	HWZ [h]	t_{max} [h]	WE [min]	WD [h]	E
Diphenhydramin	50	25–50	70–85	40–60	4	1–2	15–30	3–6	R
Doxylamin	6,25–25	25–50		~100	10,1	2,4	30	4–6	

Interaktion mit der Nahrung

Bei gleichzeitiger Einnahme von H_1-Antihistaminika mit Alkohol kommt es sowohl zu einer Wirkungsverstärkung im Sinne einer Sedierung als auch zur Gefahr von Intoxikationserscheinungen.

Einnahmeempfehlungen

Diphenhydramin bei Schlafstörungen abends 15–30 min, Doxylamin 30–60 min vor dem Schlafengehen einnehmen. Während der Therapie mit Doxylamin und Diphenhydramin ist auf den Genuss von Alkohol zu verzichten.

Zolpidem, Zopiclon

Pharmakodynamik

Zolpidem und Zopiclon werden als Sedativa verwendet. Sie greifen am GABA-Rezeptor an.

Pharmakokinetik

	ED [mg]	TD [mg]	PB [%]	BV [%]	HWZ [h]	t_{max} [h]	WE [min]	E
Zolpidem	5–10	10	92,5	70	2,4	0,5–3	7–27	R + B
Zopiclon	3,75–7,5	7,5	45	80	5	1–2	15–30	überw. R

Interaktionen mit der Nahrung

Die Wirkung von Alkohol kann durch die Arzneistoffe verstärkt werden.

Einnahmeempfehlungen

Die Einnahme unmittelbar vor dem Schlafen gehen mit etwas Flüssigkeit. Auf abendlichen Alkoholgenuss ist zu verzichten.

Hypothalamushormone

Desmopressin

Pharmakodynamik

Desmopressin ist indiziert zur Behandlung der primären Enuresis nocturna, des zentralen Diabetes insipidus und traumatisch bedingter Polyurie und Polydipsie, z. B. nach Schädelhirntrauma oder Operation im Hypophysenbereich.

Pharmakokinetik

	ED [mg]	TD [mg]	PB [%]	BV [%]	HWZ [h]	t_{max} [min]	WE [h]	E
Desmopressin	0,1–0,2	1,2		0,16*	2–3	ca. 50	1–2	R

* BV individuell sehr unterschiedlich

Interaktionen mit der Nahrung

Es sind keine Interaktionen mit der Nahrung beschrieben.

Einnahmeempfehlungen

Desmopressin vorzugsweise 1–2 h nach einer Mahlzeit einnehmen, im Falle einer Enuresis nocturna unmittelbar vor dem Zubettgehen als Einzeldosis.

Immunsuppressiva

Azathioprin

Pharmakodynamik
Azathioprin wird bei Organtransplantationen zur Verhinderung der Abstossungsreaktion und bei Autoimmunerkrankungen, z.B. schweren Formen der chronischen Polyarthritis, chronischen Darmerkrankungen oder chronisch aktiver Hepatitis eingesetzt. Azathioprin wird im Körper fast vollständig zu 6-Mercaptopurin umgewandelt und verhindert die Proliferation immunkompetenter Zellen.

Pharmakokinetik

	ED [mg]	TD [mg/kg/KG]	PB [%]	BV [%]	HWZ [h]	t_{max} [h]	E
Azathioprin	25–50	3	30	88	4–5	2–4	R

Interaktionen mit der Nahrung
Es sind keine Interaktionen mit der Nahrung bekannt.

Einnahmeempfehlungen
Azathioprin nach oder zu den Mahlzeiten mit reichlich Flüssigkeit einnehmen, um GIT-Störungen zu vermeiden. Bei Teilung von Tabletten Hautkontakt mit Staub vermeiden. Frauen und Männer sollten unter der Therapie und bis 6 Monate danach auf einen sicheren Empfängnisschutz achten. Ferner sollten aktive Immunisierungen unter der Therapie nicht durchgeführt werden. Der Wirkeintritt erfolgt langsam: Morbus Crohn nach bis zu 3 Monaten, Rheumatische Arthritis nach 6–8 Wochen.

Ciclosporin

Pharmakodynamik
Ciclosporin wird zur Unterdrückung der Immunabwehr bei Autoimmunerkrankungen und Organtransplantationen, auch Knochenmarkstransplantation, angewendet. Ciclosporin unterdrückt sowohl humorale, als auch zelluläre Immunreaktionen, indem es die Sekretion von Zytokinen hemmt. Daneben kommt es auch bei besonders schweren Formen der Psoriasis zum Einsatz.

Pharmakokinetik

	ED [mg]	TD [mg]	PB [%]	BV [%]	HWZ [h]	t_{max} [h]	E
Ciclosporin	10–100	*	90	ca. 34	6,3–20,4	0,9–1,5	B

* Die Dosierung muss individuell erfolgen.

Interaktionen mit der Nahrung
Fettreiche Mahlzeiten (auch Milch) können die Bioverfügbarkeit von Ciclosporin erhöhen (20–40%). Auch Grapefruitsaft kann durch Wechselwirkung mit dem Cytochrom-P450-System die Blutspiegel von Ciclosporin erhöhen. Das Ausmass ist jedoch individuell sehr verschieden und nicht vorhersehbar. Grapefruitsaft ist daher im Zusammenhang mit der Einnahme von Ciclosporin zu vermeiden. Ausserdem sollte bei einer Behandlung mit Ciclosporin auf eine kaliumreiche Ernährung verzichtet werden.

Einnahmeempfehlungen
Ciclosporin unzerkaut mit Flüssigkeit einnehmen. Grapefruitsaft sollte, auch in den Stunden vor der Einnahme, vermieden werden. Grundsätzlich sollte die Einnahme immer unter gleichen Bedingungen erfolgen.

Mycophenolatmofetil

Pharmakodynamik

Mycophenolatmofetil wird in Kombination mit Ciclosporin und Corticosteroiden zur Prophylaxe von akuten Transplantatabstossungen (Herz, Niere) angewendet.

Mycophenolatmofetil ist ein Prodrug und wird im Körper zur aktiven Substanz Mycophenolsäure hydrolysiert. Es wirkt proliferationshemmend auf T- und B-Lymphozyten.

Pharmakokinetik

	ED [mg]	TD [g]	PB [%]	BV [%]	HWZ [h]	t_{max} [h]	WE [Wo]	E
Mycopheno-latmofetil	250–500	2–3	97	94	16–18	1	4	93 R

Interaktionen mit der Nahrung

Eine gleichzeitige Nahrungsaufnahme beeinflusst zwar nicht die AUC, C_{max} wird jedoch um 40% erniedrigt.

Einnahmeempfehlungen

Mycophenolatmofetil auf nüchternen Magen einnehmen.

Everolimus

Pharmakodynamik

Everolimus wird zur Verhinderung von Abstoßungsreaktionen nach einer Herz- oder Nierentransplantation eingesetzt.

Everolimus ist das synthetische Derivat zum natürlich vorkommenden Makrolid Sirolimus mit verbesserter oraler Pharmakokinetik. Beide Immunsuppressiva zählen zur Gruppe der mTOR-Inhibitoren und blockieren somit die Wachstumsfaktor-Proliferation von menschlichen T-Zellen, B-Zellen und vaskulären glatten Muskelzellen.

Everolimus wird als Teil einer Tripeltherapie in Kombination mit Ciclosporin-Mikroemulsion und Glucocorticoiden eingesetzt.

Pharmakokinetik

	ED [mg]	TD [g]	PB [%]	BV [%]	HWZ [h]	t_{max} [h]	E
Everolimus	0,1–0,75*	*	74	ca. 16[1]	28	1–2	B

* Dosierung erfolgt individuell
[1] aus Tierversuch

Interaktionen mit der Nahrung

Wird Everolimus gleichzeitig mit einer fettreichen Nahrung eingenommen, werden c_{max} und AUC um 60 % bzw. 16 % reduziert. Um starke Schwankungen zu vermeiden sollte Everolimus daher immer mit oder immer ohne Nahrung eingenommen werden.

Grapefruitsaft beeinflußt die Aktivität von Cytochrom P450 und damit den Metabolismus von Everolimus und sollte daher gemieden werden.

Einnahmeempfehlungen

Die Tagesdosis sollte immer auf zwei Einzeldosen aufgeteilt und durchgängig entweder mit oder ohne Nahrung eingenommen werden.

Everolimus sollte mit ausreichend Flüssigkeit (am besten Wasser) und zur gleichen Zeit wie Ciclosporin-Mikroemulsion eingenommen werden.

Sirolimus (Rapamycin)

Pharmakodynamik

Das Immunsuppressivum Sirolimus ist ein makrozyklisches Lacton, das aus *Streptomyces hygroscopicus* gewonnen wird und chemisch mit Tacrolimus verwandt ist. Es ist angezeigt zur Prophylaxe der Organ-Abstoßung oder, in Kombination mit Corticosteroiden, zur Erhaltungstherapie.

Sirolimus vermittelt seine immunsuppressive Wirkung über einen anderen Mechanismus als Ciclosporin und Tacrolimus. Es wird als TOR-Hemmer bezeichnet (TOR = Target of Rapamycin), wobei TOR eine Kinase ist, die biochemische Signale übermittelt. Durch die TOR-Hemmung werden die T-Zell-Proliferation und auch die Antikörperproduktion verhindert.

Pharmakokinetik

	ED [mg]	TD [mg]	PB [%]	BV [%]	HWZ [h]	t_{max} [h]	E
Sirolimus	1–2	6*	> 90	15	57–63	1–3	B

* Dosierung erfolgt individuell

Interaktionen mit der Nahrung

Eine fettreiche Mahlzeit kann die Bioverfügbarkeit von Sirolimus deutlich verändern. Es wird daher empfohlen, Sirolimus konsequent entweder mit oder ohne Nahrung einzunehmen. Grapefruitsaft beeinflusst den durch Cytochrom-P450-3A4 vermittelten Metabolismus und sollte daher nicht verwendet werden.

Einnahmeempfehlungen

Einnahme von Sirolimus möglichst immer zur gleichen Zeit, sowie konsequent mit oder ohne Nahrung. Es sollte mit Wasser oder Orangensaft, nicht mit Grapefruitsaft, Apfelsaft oder anderen Getränken eingenommen werden.

Tacrolimus

Pharmakodynamik

Tacrolimus ist ein stark immunsuppressiv wirkendes Makrolid, das aus dem Bakterium *Streptomyces tsukubaensis* isoliert wird. Es kann sowohl zur Prophylaxe einer Transplantatabstossung, als auch im Akutfall eingesetzt werden.

Tacrolimus unterdrückt die Bildung von Lymphokinen und zytotoxischen Lymphozyten (T-Zellen), welche für die Organabstossung hauptverantwortlich sind.

Pharmakokinetik

	ED [mg]	TD [mg]	PB [%]	BV [%]	HWZ [h]	t_{max} [h]	E
Tacrolimus	0,5–5	*	> 98,8	ca. 21	4–57	1–3	B

* Dosierung erfolgt individuell und nach Körpergewicht

Interaktionen mit der Nahrung

Eine gleichzeitige Nahrungsaufnahme (insbesondere fetthaltige) beeinträchtigt die Bioverfügbarkeit von Tacrolimus erheblich. Sie ist bis 1,5 h nach Nahrungsaufnahme deutlich reduziert. Um eine maximale Resorption zu erreichen sollte die Einnahme von Tacrolimus zeitlich versetzt zu den Mahlzeiten erfolgen.

Tacrolimus sollte ausserdem nicht mit Grapefruitsaft eingenommen werden. Es wird angenommen, dass das im Grapefruitsaft enthaltene Flavonoid Naringenin über eine Enzymhemmung die Blutspiegel von Tacrolimus erheblich ansteigen lässt.

Einnahmeempfehlungen

Tacrolimus mit Flüssigkeit (am besten mit Wasser, kein Grapefruitsaft!) 1 h vor oder 2 h nach einer Mahlzeit einnehmen.

Kardiaka

Herzglykoside

Pharmakodynamik

Herzglykoside mit den Hauptvertretern Digoxin, Digitoxin und Methyldigoxin werden heute bei Herzinsuffizienz und zur Therapie und Rezidivprophylaxe von tachykardem Vorhofflattern und -flimmern sowie von paroxysmalen supraventrikulären Tachykardien eingesetzt (Herzrhythmusstörungen). Die Herzglykoside wirken an der Myokardzelle durch Hemmung der Na/K- ATPase und steigern dadurch die Herzkraft (positiv inotrop). Proscillaridin wird nur bei manifester chronischer Herzinsuffizienz eingesetzt.

Pharmakokinetik

	ED [mg]	TD [mg]	PB [%]	BV [%]	HWZ [h]	t_{max} [h]	WE [h]	E [%]
β-Acetyldigoxin	0,1–0,2	0,6	20	80–90	30–50	1	3	80 R + 20 B
Digitoxin	0,05–0,1	0,75	95	100	7 d	6–12	1–4	60 R + 40 B
Digoxin	0,1–0,25	0,35	20–30	60–80	30–50	3–6		80 R
Metildigoxin	0,05–0,15	0,3	20–30	80–90	48	1–2	0,5–1	70 R + 30 B
Proscillaridin	0,25–0,5	1,5	85	25	40	0,5		B

Interaktionen mit Nahrungsmitteln

Herzglykoside zeigen eine Interaktion mit Calcium. Allerdings ist hierbei in erster Linie nur die parenterale Zufuhr von Bedeutung. Nur bei einer extrem calciumreichen Ernährung kann es zu Interaktionen kommen. Ein Mangel an Kalium verstärkt die Wirkung der Herzglykoside. Durch Einnahme mit chininhaltigen Limonaden kann die Wirkung verstärkt werden.

Einnahmeempfehlungen
Einnahme von Digitoxin, Digoxin und Metildigoxin nach einer Mahlzeit mit etwas Flüssigkeit, β-Acetyldigoxin möglichst unmittelbar vor einer Mahlzeit einnehmen, Proscillaridin 30 min vor einer Mahlzeit. Die Interaktion mit Calcium kann durch Nahrung alleine zu keinen Wechselwirkungen führen.

Koronarmittel

Nitrate

Pharmakodynamik
Zu den organischen Nitraten zählen Glyceroltrinitrat, Isosorbitdinitrat (ISDN), Isosorbitmononitrat (ISMN), Nitroprussid-Natrium und Molsidomin. Sie kommen bei koronarer Herzkrankheit und Hypertonie zum Einsatz und wirken über die Freisetzung von NO vasodilatatorisch. Zerbeißkapseln sind für den akuten Angina pectoris Anfall.

Molsidomin setzt NO ohne körpereigene enzymatische Reduktion direkt frei.

Pharmakokinetik

	ED [mg]	TD [mg]	PB [%]	BV [%]	HWZ [min]	t_{max} [h]	WE* [min]	E
ISDN	5–120	80	30	60	30	0,25	1–10*	R
ISMN	20–100	100	0	90–100	240–300	0,5	45	R
Molsidomin	1–8	16	3–11	60–70	60–90	1–2	20	R
Nitroglycerin	0,8–6,5	19	60	39*	1–3	0,33	1–3*	R
Pentaerythrityltetranitrat	40–80	240		70–80	6,3–8,1		30–60	R + F

* bei sublingualer Applikation 60–75 % bzw. 4 min

Interaktionen mit der Nahrung
Der gleichzeitige Genuss von Alkohol ist bei allen Nitraten zu vermeiden, ansonsten sind keine Interaktionen mit der Nahrung beschrieben.

Einnahmeempfehlungen
ISDN, ISMN und Nitrolglycerin sind nach den Mahlzeiten mit ausreichend Flüssigkeit einzunehmen. Zur Vermeidung einer Nitrattoleranz sind in der Nacht einnahmefreie Intervalle einzuhalten. Zerbeißkapseln nicht schlucken, sondern im Mund wirken lassen, dann ausspucken. Molsidomin kann unabhängig von der Nahrung eingenommen

werden. Die Retardtabletten sind morgens (und ggf. abends) einzunehmen.

Bei 2 Tagesgaben soll der Einnahmeabstand nicht mehr als 6–8 h betragen. Der WE ist stark abhängig von der Art der Zubereitung (Spray, Zerbeißkapsel, Sublingualtbl.)

Pentaerythrityltetranitrat ½–1 h vor dem Essen einnehmen. Wirkmaximum: nach 2 h.

Laxantien (Abführmittel)

Diphenolische Laxantien

Pharmakodynamik
Zur kurzzeitigen Anwendung bei Obstipation und zur Erleichterung der Defäkation. Sie hemmen die Resorption von Wasser und fördern die Sekretion von Wasser und Elektrolyten.

Pharmakokinetik

	ED [mg]	TD [mg]	PB [%]	BV [%]	HWZ [h]	WE [h]	E
Bisacodyl	5	5–15	*	*	*	5–10	F
Natriumpicosulfat	5	5–10	+	+	+	8–10	F
Phenolphthalein	30	200		15		6–8	R+F

* Resorptionsrate bis 5%
+ Natriumpicosulfat wird nur in geringem Maß resorbiert.

Interaktion mit der Nahrung
Bisacodyl und Natriumpicosulfat sollen nicht gemeinsam mit Milch eingenommen werden. Die Laxantien führen zu Elektrolytverlusten, die unter Umständen ausgeglichen werden müssen.

Einnahmeempfehlungen
Die festen oralen Dareichungsformen sollten möglichst abends eingenommen werden. Durch die gleichzeitige Einnahme von Milch wird die Wirksamkeit von diphenolischen Laxantien vermindert. Die Patienten sind auf die Gefahr der Gewöhnung hinzuweisen. Die Wirkung wird durch ausreichend Flüssigkeitszufuhr unterstützt.

Anthrachinone

Pharmakodynamik
Sennosid B wird zur Darmentleerung vor endoskopischen Darmuntersuchungen verwendet. Aloin wird bei akuter Obstipation verwendet. Emodine hemmen die Resorption von Wasser und Elektrolyten und steigern damit die Peristaltik im Dickdarm. Daneben sind viele Präparate mit Extrakten aus Sennesfrüchten im Handel.

Pharmakokinetik

	ED [mg]	TD [mg]	PB [%]	BV [%]	HWZ [h]	t_{max} [h]	WE [h]	E
Aloin	30	30	*	*	*	*	5–8	F
Sennosid B	150	150	*	*	*	*	5–8	F

* Die Substanzen zeigen keine nennenswerten Blutspiegel.

Interaktion mit der Nahrung
Abführmittel führen zu Elektrolytverlusten, insbesondere Kalium.

Einnahmeempfehlungen
Einnahme vor endoskopischen Untersuchungen am Nachmittag vor der Untersuchung und über den Nachmittag verteilt mit 2–3 l Flüssigkeit. Auf andere Nahrungsmittel muss verzichtet werden.

Die Patienten sind auf die Gefahr der Gewöhnung hinzuweisen und den dann relevanten Kaliumverlust (insbesondere bei digitalisierten Patienten).

Füll- und Quellstoffe

Pharmakodynamik
Einsatz bei Erkrankungen, bei denen eine erleichterte Defäkation erwünscht ist. Die Quellstoffe fördern den Defäkationsreiz und zeigen eine Gleitwirkung.

Pharmakokinetik

	ED [g]	TD [g]	PB [%]	BV [%]	HWZ [h]	t_{max} [h]	WE [d]	E
Flohsamen	3,25	19,5	*	*	*		2–3	F
Leinsamen		30–50	*	*	*	*	2–3	F

* Eine unverdaute Resorption findet nicht statt.

Interaktion mit der Nahrung
Wirksamkeit erst durch ausreichendes Trinken, die Resorption von Zuckern kann verzögert werden (Diabetiker).

Einnahmeempfehlungen
Auf 1 Teelöffel Samen etwa 2 Gläser Flüssigkeit/Wasser trinken, damit es nicht zu Verstopfung und Darmverschluss kommt. Patienten sind auf den Kaloriengehalt von Leinsamen hinzuweisen.

Lactulose und Lactitol

Pharmakodynamik

Bei Erkrankungen, bei denen eine erleichterte Defäkation erwünscht ist, auch in Schwangerschaft und Stillzeit (Lactulose) werden diese Osmolaxantien eingesetzt. Lactitol wird zusätzlich zur Behandlung der hepatischen Enzephalopathie verordnet.

Pharmakokinetik

	ED [mg]	TD [mg]	PB [%]	BV [%]	HWZ [h]	WE [h]	E
Lactitol	10000	20000	*	0,5–2	*	–24	F
Lactulose	5000–10000	20000	*	*	*	2–10	F

* Beide Stoffe werden kaum resorbiert.

Interaktion mit der Nahrung

Durch Einnahme auf nüchternen Magen bzw. nach einer Mahlzeit variiert der Wirkungseintritt sehr stark.

Einnahmeempfehlungen

Einnahme von Lactitol morgens oder abends mit reichlich Flüssigkeit (400 ml) zu einer Mahlzeit. Das Granulat kann in Jogurt, Brei oder Müsli eingenommen werden.

Lactulose nach ein Hauptmahlzeit am besten nach dem Frühstück einnehmen. Die Wirkung ist dann leichter beherrschbar. Bei Einnahme auf nüchternen Magen tritt die Wirkung innerhalb von 2–10 h ein. Bei abendlicher Gabe tritt die Wirkung sehr früh nach dem Aufstehen ein. Bei Patienten, die lange Zeit andere Abführmittel eingenommen haben, tritt die Wirkung von Lactulose erst langsam ein.

Lactulose und Lactitol können einen Kaliummangel z.B. durch andere Arzneimittel wie Diuretika verstärken. Daher: Vorsicht bei Patienten, die Herzglykoside bekommen, die Wirkung kann durch den ausgelösten Kaliummangel verstärkt werden.

Polyethylenglycol (PEG)

Pharmakodynamik
PEG wird zur Entleerung des Darmes vor endoskopischen Untersuchungen (Lavage-Lösung) und zur Behandlung chronischer Verstopfung verwendet (Koprostase).

Pharmakokinetik

	ED [g]	TD [g]	PB [%]	BV [%]	HWZ	t_{max}	WE [h]	E
Macrogol 3350/4000	13	101	*	*	*	*	10	F

* Macrogol wird nicht resorbiert.

Interaktionen mit der Nahrung
Interaktionen mit der Nahrung sind nicht beschrieben.

Einnahmeempfehlungen
Einnahme von Lösungen im gekühlten Zustand (angenehmer). Bei der Einnahme vor einer endoskopischen Untersuchung sind 3–4 l der PEG-Lösung ab ca. 16 Uhr am Nachmittag vor der Untersuchung einzunehmen. Auf andere Nahrung ist zu verzichten. Bei chronischer Verstopfung sollte die Anwendung möglichst auf 2 Wochen begrenzt werden.

Lipidsenker

Ezetimib

Pharmakodynamik
Ezetimib hemmt die Cholesterol-Resorption im Darmlumen. Die Substanz lagert sich in den Bürstensaum ein.

Pharmakokinetik

	ED [g]	TD [g]	PB [%]	BV [%]	HWZ	t_{max}	WE [h]	E
Ezetimib	10	10	90	*	*	1–2		78% R

Interaktionen mit der Nahrung
Interaktionen mit der Nahrung sind nicht beschrieben.

Einnahmeempfehlungen
Die Einnahme sollte 1 × täglich unabhängig von der Nahrung erfolgen. Eine Kombination mit Statinen ist sinnvoll.

Fibrate

Pharmakodynamik

Fibrate werden zur Behandlung von Fettstoffwechselstörungen eingesetzt, insbesondere bei primären Hyperlipoproteinämien wie familiäre Hypercholesterinämie, familiäre Hypertriglyzeridämie, familiär kombinierte Hyperlipidämie, Typ-III-Hyperlipidämie und sekundäre Hyperlipoproteinämien wie schwere sekundäre Hypertriglyzeridämie, sekundäre kombinierte Hyperlipidämie.

Pharmakokinetik

	ED [mg]	TD [mg]	PB [%]	BV [%]	HWZ [h]	t_{max} [h]	WE [d]	E [%]
Bezafibrat	200–400	600	94–96	100	2	2	40–80	R
Clofibrat	500	2000	92–98	95–99	13–16	3–6	2–5	R
Etofibrat	500	1000	73	100	16	6		90 R
Etofyllinclofibrat	250–500	500			12–19	4		R
Fenofibrat	100–250	300	99	60–90	5–24	4–8	60–80	60 R
Gemfibrozil	450–900	900	95	95	1,5	1–2		70 R

Interaktionen mit der Nahrung

Fenofibrat wird durch Nahrung in seiner Resorption von 33% auf 60% erhöht.

Einnahmeempfehlungen

Einnahme von Bezafibrat, Etofibrat, Etofyllinclofibrat und Clofibrat mit etwas Flüssigkeit unzerkaut nach den Mahlzeiten, Retarddragees nach dem Abendessen. Gemfibrozil sollte zum Abendessen eingenommen werden. Fenofibrat sollte zur Mahlzeit eingenommen werden.

HMG-CoA-Reduktase-Hemmer (CSE-Hemmer, Statine)

Pharmakodynamik

Die Cholesterinsynthesehemmer stellen heute die potentesten Arzneimittel zur Cholesterinsenkung dar. Sie hemmen die körpereigene Synthese von Cholesterin über eine Hemmung des Enzyms HMG CoA-Reduktase. Sie werden bei Hypercholesterinämie zur Senkung von erhöhtem Gesamt- und LDL-Cholesterin und bei koronarer Herzkrankheit zur Prävention schwerer koronarer Ereignisse eingesetzt. Cerivastatin ist in Deutschland vom Markt genommen worden.

Pharmakokinetik

	ED [mg]	TD [mg]	PB [%]	BV [%]	HWZ [h]	t_{max} [h]	E [%]
Atorvastatin	10–20	80	98	12	14	1–2	95 B
Cerivastatin*	0,1–0,4	0,4	99	60	2–3	2–3	70 B + 24 R
Fluvastatin	20–80	80	98	24	2,3	2	B
Lovastatin	10–40	80	95	5	1,4	2–3	B
Pravastatin	5–40	40	43–55	17	1,5–2	1–1,5	B + 20 R
Simvastatin	5–40	40	95	5	1,9	1,7	60 B

* außer Handel

Interaktionen mit der Nahrung

Die Einnahme von Lovastatin sollte zusammen mit der Nahrung erfolgen. Die Resorption wird zwar durch Nahrung verzögert, die Bioverfügbarkeit bleibt aber gleich. Eine abendliche Gabe ist wirksamer als eine morgentliche, da nachts die körpereigene Cholesterin-Synthese stärker erfolgt. Atorvastatin kann unabhängig von den Mahlzeiten eingenommen werden. Simvastatin sollte auch vorzugsweise abends eingenommen werden, ein Abstand zur Mahlzeit ist nicht einzuhalten. Bei den lipophilen Atorvastatin und Pravastatin sinkt die BV durch Nahrungszufuhr. Durch Grapefruitsaft wird die Metabolisierung von CSE-Hemmern verzögert, so dass es zu erhöhten Blutspiegeln kommt und die Gefahr von Rabdomyeolosen steigt. Durch Haferkleie wird die BV von Lovastatin drastisch reduziert. Cerivastatin zeigt keine Interaktionen mit Nahrung.

Einnahmeempfehlungen

Bei allen CSE-Hemmern ist eine abendliche Gabe vorzuziehen, da die körpereigene Cholesterinsynthese bevorzugt nachts stattfindet. Grapefruitsaft stellt eine Kontraindikation bei der Therapie mit CSE-Hemmern dar. Die Einnahme von Simvastatin sollte möglich vor oder mit der Abendmahlzeit erfolgen. Unter der Therapie ist bei Frauen im gebärfähigen Alter auf einen wirkungsvollen Empfängnisschutz zu achten. Die Therapie ist immer mit einer cholesterinarmen Diät zu kombinieren.

Migränetherapeutika

Mutterkornalkaloide

Pharmakodynamik

Ergotamin wird zur Anfallsbehandlung von Migräne und anderen gefässbedingten Kopfschmerzen eingesetzt. Es ist ein überwiegend α adrenerg wirkender Vasokonstriktor, der auf venöse und arterielle Gefässe wirkt. Daneben zeigt er auch eine antiemetische Wirkung. Dihydroergotamin (DHE) zusätzlich auch bei Hypotonie. Das Mutterkornalkaloid-Derivat Bromocriptin wird zur Therapie des Morbus Parkinson und zum Abstillen verwendet. Methylergometrin wirkt uteruskontrahierend und wird bei Blutungen und nach Abort im Wochenbett eingesetzt.

Pharmakokinetik

	ED [mg]	TD [mg]	PB [%]	BV [%]	HWZ [h]	t_{max} [h]	WE [h]	E [%]
Bromocriptin	2,5–10	10	95	3	6–48	1,5		82 B
Dihydroergotamin	2,5–5	12	93	2–12	21	1–3		B
Dihydroergotoxin	2	8	80	10	2–13	1,2		B
Ergotamin	2	6	93	1–5	1,5–2	0,5–3	5	B
Methylergometrin	0,125	0,75		60	0,5–2	3		90 B

Interaktionen mit der Nahrung

Durch Nahrung kann die Bioverfügbarkeit von Dihydroergotoxin etwas verringert werden. Coffein steigert die enterale Resorption der Mutterkornalkaloide.

Einnahmeempfehlungen

Die Tabletten sind möglichst schnell bei Anzeichen eines Migräneanfalls einzunehmen. Sie sind gut zu zerkauen und geraume Zeit im Mund zu belassen. Die Kapseln sind entsprechend mit viel Wasser zu schlucken. Dihydroergotamin sollte bei Hypotonie möglichst morgens eingenommen werden, die Gabe kann nachmittags noch 1 × wiederholt werden. Die Einnahme sollte vor oder während einer Mahlzeit erfolgen. Dihydroergotoxin sollte vor einer Mahlzeit eingenommen werden.

Triptane

Pharmakodynamik

Die Triptane Almotriptan, Eletriptan, Frovatriptan, Naratriptan, Rizatriptan, Sumatriptan und Zolmitriptan werden im akuten Migräneanfall eingesetzt. Sie stellen selektive Agonisten an Serotonin-Rezeptoren kranialer Blutgefässe dar (5-HT$_1$-Rezeptoren).

Pharmakokinetik

	ED [mg]	TD [mg]	PB [%]	BV [%]	HWZ [h]	t$_{max}$ [h]	WE [h]	WD [h]	E [%]
Almotriptan	12,5	25	35	70	3–4	1,5–3,0	0,75–1		75 R
Eletriptan	20–40	80	85	50	4	1,5	0,5		R + B
Frovatriptan	2,5	5	15	22 30	26	2–4	2–4	24	32 R, 62 B
Naratriptan	2,5	5	29	63–74	6	2–3	4		80 R
Rizatriptan	5–10	10	14	45	2	1	0,5		80 R
Sumatriptan	50–100	300	14–21	14	2	0.75	0,75–1		R
Zolmitriptan	2,5	10	25	40	2,5–3	1–2	0,75. –1		60 R 30 B

Interaktionen mit der Nahrung

Signifikante Wechselwirkungen mit der Nahrung sind nicht beschrieben. Die Resorption von Rizatriptan wird durch Nahrung um eine Stunde verzögert. Bei Naratriptan und Almotriptan wurden keine signifikanten Wechselwirkungen mit Nahrung oder Alkohol nachgewiesen.

Einnahmeempfehlungen

Einnahme möglichst früh bei Beginn einer Migräneattacke mit etwas Flüssigkeit. Nach einer Zeit von mindestens 4 h kann eine zweite Einzelgabe erfolgen, aber nur, wenn die erste eine Wirkung gezeigt hat. Bei Wechsel zu Mutterkornalkaloiden sind mindestens 24 h Abstand einzuhalten.

Mineralstoffe

Calcium

Pharmakodynamik
Calciumacetat wird bei Hyperphosphatämie bei chronischer dialysepflichtiger Niereninsuffizienz eingesetzt (vgl. Phosphatbinder). Calciumcarbonat und Calciumcitrat werden bei Calciummangel und unterstützend zur Osteoporoseprophylaxe eingesetzt. Calcium wird hochdosiert auch zur Behandlung und Prophylaxe von Allergien eingesetzt.

Pharmakokinetik

Wirkstoff	ED [mg]	TD [mg]	PB [%]	BV [%]	HWZ [h]	t_{max} [h]	E [%]
Calciumacetat	500–700	8400		10–36			F + resorb. R
Calciumcarbonat	1250–2500	2500		30–40			R/F
Calciumcitrat	200	600–800	40				25 R + 75 B
Ca^{2+}	500	2000					
Calciumgluconat	500	1500					R
Calciumlactat	350	1050					R
Calciumaspartat	350	3150					

Interaktion mit der Nahrung
Calcium wird abhängig vom Calciumbedarf des Körpers im GIT aufgenommen. Durch phosphathaltige Nahrung (z.B. Coca Cola) wird die Resorption erniedrigt.

Einnahmeempfehlungen
Calciumacetat direkt vor oder zu den Mahlzeiten mit etwas Flüssigkeit über den Tag verteilt einnehmen. Calciumcitrat nüchtern mit reichlich Flüssigkeit einnehmen. Patienten, die unter Steinen der ableitenden Harnwege leiden oder dazu neigen, sollten unter der Therapie für eine ausreichende Flüssigkeitszufuhr sorgen.

Empfohlene Zufuhr: Jugendliche/Erwachsene: 1000–1200 mg/d, Schwangere/Stillende: 1000–1200 mg/d

Eisen

Pharmakodynamik

Eisensalze werden zur Behandlung von Eisenmangelanämie eingesetzt.

Pharmakokinetik

Wirkstoff	ED [mg]	TD [mg]	PB [%]	BV [%]	HWZ [h]	t_{max} [h]	E
Eisen(II)aspartat	36*	107,1*	100				
Eisen(II)chlorid	44*	140*	100			2–3	
Eisen(II)fumarat	100*	300*	100	12,4			
Eisen(II)gluconat	25–80*	5 mg/kg	100				
Eisen(II)glycinsulfat	40–100*	300*	100				
Eisenhydroxid	360	720	100	12			
Eisen(II)sulfat	50–100*	200*	100				

* berechnet als Fe^{2+}, Herstellerangaben.

Interaktion mit der Nahrung

Eisen wird nach Bedarf resorbiert. Insbesondere pflanzliche Nahrung und Inhaltsstoffe von Kaffee oder Schwarztee, sowie Milch, Oxalate und Phosphate können die Resorption durch Bildung von Komplexen oder schwerlöslichen Verbindungen vermindern, ebenso Al-, Mg- und Ca-Ionen. Beste Resorption der Eisensalze daher bei Nüchterneinnahme. Um Magenbeschwerden zu vermeiden, wird meist die Einnahme mit der Nahrung propagiert.

Einnahmeempfehlungen

Eisenaspartat mit reichlich Flüssigkeit vor oder zu den Mahlzeiten einnehmen, allerdings nicht mit Kaffee oder Schwarztee. Eisenchlorid-Tropfen mit Fruchtsaft vermischt zu oder direkt nach den Mahlzeiten einnehmen. Verfärbungen der Zähne können vermieden werden, indem viel Flüssigkeit nachgetrunken wird oder die Zähne gründlich gereinigt werden. Eisenfumarat zu den Mahlzeiten einnehmen. Eisenglycinsulfat und Eisensulfat möglichst 30 min vor oder zeitlich versetzt zu den Mahlzeiten einnehmen.

Empfohlene Zufuhr: Männer: 10 mg/d, Frauen: 15 mg/d, Schwangere: 30 mg/d, Stillende: 20 mg/d

Kalium

Pharmakodynamik

Kaliumsubstitution erfolgt bei Kaliummangel. Die Symptome sind Muskelschwäche, Verschlechterung der Herzleistung mit typischen Veränderungen des EKG. Vorbeugend bei Anwendung von Diuretika, die eine gesteigerte Ausscheidung von Kalium zur Folge haben (Schleifendiuretika wie Furosemid), außerdem bei Digitalisüberempfindlichkeit. Der Tagesbedarf beträgt in etwa 39–59 mg Kalium pro kg Körpergewicht.

Pharmakokinetik

Wirkstoff	ED [mg]	TD [mg]	PB [%]	BV [%]	HWZ [h]	t_{max} [h]	E [%]
Kalium-4-amino-benzoat	500	12000		74–100		~ 1	R
Kaliumchlorid	600	7200		74–100			90 R
Kaliumcitrat	780	5390					R

Besondere Applikationsformen

Retardformulierung bei Kaliumchlorid; hierbei ist besonders darauf zu achten, um welche Art von Retardform es sich handelt. Auf dem Markt sind sowohl teilbare, als auch nicht teilbare Retardformulierungen.

Interaktion mit der Nahrung

Interaktionen sind nicht bekannt, wichtig ist, dass kaliumhaltige Tabletten zu oder direkt nach den Mahlzeiten eingenommen werden sollten, um Reizungen der Magen-, Darm- und Öso-phagusschleimhaut zu vermeiden.

Besonders viel Kalium ist enthalten in Spinat, Kartoffeln, Bananen, Blumenkohl, Broccoli, Spargel, Pflaumen, Tomaten, Kohl, Weintrauben, Apfelsinen, Bohnen, Grünem Salat, Karotten, Äpfeln und Birnen.

Einnahmeempfehlungen

Kaliumhaltige Darreichungsformen mit viel Flüssigkeit (Fruchtsaft, Limonade etc.) zu den Mahlzeiten in aufrechter Körperhaltung einnehmen, um Magenbeschwerden und Übelkeit zu vermeiden.

Empfohlene Zufuhr: Jugendliche/Erwachsene: 2000 mg/d

Magnesium

Pharmakodynamik
Zur Prophylaxe und Therapie von Magnesiummangelerscheinungen, z.B. bei Störungen der Muskelfunktionen wie Wadenkrämpfen und neuromuskulären Störungen, Angina pectoris, Störungen der Herz- und Muskeltätigkeit.

Pharmakokinetik

Wirkstoff	ED [mg]	TD [mg]	PB [%]	BV [%]	HWZ [h]	t_{max} [h]	E
Magnesiumaspartat	614–1844	1844				2	R
Magnesiumhydrogen-aspartat	74–6675	6675					R
Magnesiumorotat	100–3700	~4000					R
Magnesiumoxid	120–400	800					R

Interaktion mit der Nahrung
Protein- und fettreiche Ernährung, Aufnahme von phosphathaltigen Getränken, erhöhter Konsum von Kochsalz und Alkohol sowie Diäten vermindern die Resorption von Magnesium.

Einnahmeempfehlungen
Magnesiumverbindungen 1–1/2 h vor der Mahlzeit einnehmen (zur besseren Aufnahme). Eine Ausnahme bildet Magnesiumorotat, das zu den Mahlzeiten eingenommen wird.

Bei hohen Dosen kann es zu weichen Stühlen/Durchfällen kommen (vgl. $MgSO_4$, Bittersalz). Die Einzeldosen enthalten im Regelfall 5–500 mg Mg^{2+}.

Empfohlene Zufuhr: Jugendliche/Erwachsene: 300–400 mg/d, Schwangere: 310–350 mg/d, Stillende: 390 mg/d

Zink

Pharmakodynamik

Zinkverbindungen sind bei Zinkmangel, Morbus Wilson, bei Akne vulgaris-Therapie und der Therapie mit Penicillam, ferner zur Stärkung des Immunsystems indiziert. Im Regelfall werden 5–50 mg Zink pro Tag gegeben.

Pharmakokinetik

Wirkstoff	ED [mg]	TD [mg]	PB [%]	BV [%]	HWZ [h]	t_{max} [h]	E
Zinkaspartat	10–140	140					B
Zinkgluconat	4–74	174				4–5	B
Zinkorotat	20–157,4	157		10–40			B
Bis(L-histidinato)zink	94	94					B
Zinksulfat	0,3–200	600				2	B

Interaktion mit der Nahrung

Die höchsten Zinkkonzentrationen finden sich in Fleisch und Meeresfrüchten, sowie Hülsenfrüchten.

Phytinsäure aus Hülsenfrüchten und Getreide hemmen die Aufnahme von Zink aus der Nahrung. Proteinreiche Kost erhöht die Zinkresorption.

Die Zinkaufnahme kann durch Cd, Cu, Ca oder Fe gehemmt werden.

Die Einnahme von Zinkpräparaten wird je nach Salz und Galenik auch zum Essen empfohlen.

Die hohen Dosen werden vor allem bei Akne und zur Wundheilung bei Therapiedauer von höchstens 4 Monaten eingesetzt.

Einnahmeempfehlungen

Zinksalze 1 h vor den Mahlzeiten einnehmen. Zinksulfat-Brausetabletten werden nach den Mahlzeiten eingenommen.

Empfohlene Zufuhr: Jugendliche/Erwachsene: 7–10 mg/d, Schwangere/Stillende: 10 bzw. 11 mg/d

Muskelrelaxantien

Baclofen

Pharmakodynamik
Baclofen wird als zentrales Muskelrelaxans bei MS, Rückenmarkserkrankungen und Spastizität cerebralen Ursprungs eingesetzt.

Pharmakokinetik

	ED [mg]	TD [mg]	PB [%]	BV [%]	HWZ [h]	t_{max} [h]	WE [Tage]	E
Baclofen	10–25	75	30	100	1–5	0,5–1	3–4	R

Interaktionen mit der Nahrung
Der sedierende Effekte von Alkohol wird durch Baclofen verstärkt.

Einnahmeempfehlungen
Baclofen zu den Mahlzeiten oder mit Milch einnehmen. Die Tagesdosis sollte auf 4–5 Einzelgaben verteilt werden.

Dantrolen

Pharmakodynamik
Dantrolen wird bei Skelettmuskelspastik nach Schädigung des ZNS, wie bei Apoplexie, cerebralen Lähmungen, zervikale Spondylose, Querschnittsmyelitis, multipler Sklerose etc. verordnet.

Pharmakokinetik

	ED [mg]	TD [mg]	PB [%]	BV [%]	HWZ [h]	t_{max} [h]	E
Dantrolen	25–50	400	88	35–70	7–8	4–8	R

Interaktionen mit der Nahrung
Interaktionen mit der Nahrung sind nicht beschrieben.

Einnahmeempfehlungen
Dosierung einschleichend beginnen. Unter der Einnahme können verstärkt Lichtdermatosen auftreten. Daher Schutz vor starker Sonneneinstrahlung.

Mephenesin

Pharmakodynamik
Mephenesin wird bei Muskelverspannungen, Lumbago oder Zervikalsyndrom eingesetzt.

Pharmakokinetik

	ED [mg]	TD [mg]	PB [%]	BV [%]	HWZ [h]	t_{max} [min]	E
Mephenesin	250	2000		83	1,5	40	R

Interaktionen mit der Nahrung
Interaktionen mit der Nahrung sind nicht beschrieben, die Wirkung von Alkohol wird verstärkt und umgekehrt.

Einnahmeempfehlungen
Einnahme zu den Mahlzeiten.

Methocarbamol

Pharmakodynamik
Methocarbamol wird bei Verspannungen der Sklelettmuskulatur und bei Weichteilrheumatismus, Lumbago, Bandscheibenverletzungen, Muskel- und Sehnenzerrungen etc. eingesetzt.

Pharmakokinetik

	ED [mg]	TD [mg]	PB [%]	BV [%]	HWZ [h]	t_{max}	WE [min]	E
Methocarbamol	750	6000			2	1–2	30	R

Interaktionen mit der Nahrung
Durch Alkohol können die Nebenwirkungen von Methocarbamol verstärkt werden.

Einnahmeempfehlungen
Unter der Therapie sollte auf den Genuss von Alkohol verzichtet werden. Zu Beginn der Therapie sollte die Gabe von 4 Einzeldosen erfolgen.

Pridinolmesilat

Pharmakodynamik

Pridinol wird bei zentralen und peripheren Muskelspasmen und Erkrankungen des rheumatischen Formenkreises angewandt. Auch zur Prophylaxe von nächtlichen Beinkrämpfen und zur Unterstützung der physikalischen Therapie kann Pridinol gegeben werden.

Pharmakokinetik

	ED [mg]	TD [mg]	PB [%]	BV [%]	HWZ [h]	t_{max} [min]	E [%]
Pridinolmesilat	4	24			4	30–40	50 R

Interaktionen mit der Nahrung

Durch gleichzeitige Zufuhr von Alkohol kann das Reaktionsvermögen noch stärker beinträchtig werden.

Einnahmeempfehlungen

Bei Dauertherapie und zu Beginn sollte die Gabe von 3 Einzelgaben erfolgen. Bei der Therapie von Beinkrämpfen reicht meist 1 Einzeldosis vor dem Schlafengehen.

Tizanidin

Pharmakodynamik
Tizanidin gehört zur Gruppe der Myotonolytika und Muskelrelaxantien.

Pharmakokinetik

	ED [mg]	TD [mg]	PB [%]	BV [%]	HWZ [h]	t_{max} [h]	WE [Wo]	E
Tizanidin	2–6	36	30	20	3–5	1–2	2	R

Interaktionen mit der Nahrung
Interaktionen mit der Nahrung sind nicht beschrieben. Durch Alkohol werden C_{max} (15%) und AUC (20%) von Tizanidin deutlich erhöht.

Einnahmeempfehlungen
Einnahme lediglich mit ausreichend Flüssigkeit. Kein gleichzeitiger Alkoholgenuss.

Tolperison

Pharmakodynamik

Tolperison wird in der Therapie schmerzhafter Spasmen und Verspannungen der quergestreiften Muskulatur bzw. schmerzhafter Muskelhartspann infolge von degenerativen Veränderungen der Wirbelsäule, z. B. beim Zervikal-Syndrom, Zervikobrachial-Syndrom und Lumbal-Syndrom, Osteoporose, Arthrosen der großen Gelenke, rheumatischen Erkrankungen,
z. B. Weichteilrheumatismus, Fibromyalgie-Syndrom, chronische Polyarthritis, berufs- und sportbedingten Überbelastungen, zur Unterstützung physikalischer Therapiemassnahmen und bei peripheren arteriellen Durchblutungsstörungen oder Spastizität bei neurologischen Erkrankungen eingesetzt.

Pharmakokinetik

	ED [mg]	TD [mg]	PB [%]	BV [%]	HWZ [h]	t_{max} [h]	E
Tolperison	50	450		20	2,5	1,5	R

Interaktionen mit der Nahrung

Interaktionen mit Alkohol wurden nicht beobachtet.

Einnahmeempfehlungen

Filmtabletten unzerkaut mit ausreichend Flüssigkeit einnehmen.

Neuroleptika

Butyrophenone

Pharmakodynamik
Butyrophenone stellen Dopamin D$_2$-Antagonisten dar und zeigen neuroleptische Wirkung. Sie werden bei akuten psychotischen Syndromen mit Wahn, Halluzinationen, Denkstörungen und Ich-Störungen, katatonen Syndromen, deliranten und anderen exogen-psychotischen Syndromen, chronisch verlaufenden endogenen und exogenen Psychosen (zur Symptomsuppression und Rezidivprophylaxe) und psychomotorischen Erregungszuständen eingesetzt.

Pharmakokinetik

	ED [mg]	TD [mg]	PB [%]	BV [%]	HWZ [h]	t$_{max}$ [h]	WE [d]	E [%]
Benperidol	2–10	40		30–40	7,65	2–4	5–10	R
Haloperidol	1–20	100	92	60–70	24	2–6		60 B + 40 R
Melperon	10–100	375	50	50	4–6	1–1,5	14–21	70 R
Pimozid	1–4	16		50	48	3–6	1–2	45 R
Pipamperon	40	360			4	0,2–1,5		R

Interaktion mit der Nahrung
Wie alle Neuroleptika sorgen auch Butyrophenone für eine Verstärkung der Alkoholwirkung und die Gefahr der Blutdrucksenkung.

Einnahmeempfehlungen
Benperidon während der Mahlzeit mit ausreichend Flüssigkeit einnehmen, Haloperidol unzerkaut mit Flüssigkeit (kein Alkohol) ebenfalls während der Mahlzeiten. Melperon wird nach der Mahlzeit eingenommen. Dabei soll darauf geachtet werden, dass Melperon nicht mit Milch, Tee oder Kaffee eingenommen wird. Bei Pimozid besteht wegen der langen HWZ die Gefahr einer Kumulation. Da Pimozid über die CYP 450 abgebaut wird, sollte es nicht gleichzeitig mit CYP-

450-Hemmern wie z.B. Grapefruitsaft eingenommen werden. Pipamperon wird zwischen den Mahlzeiten mit etwas Flüssigkeit eingenommen.

Atypische Neuroleptika

Pharmakodynamik

Dibenzazepine werden besonders bei Schizophrenie (chronisch schizophrene Psychosen), z.T. auch bei Depressionen eingesetzt. Die Verbindungen zeigen sowohl antagonistische Wirkung an 5-HT-Rezeptoren als auch agonistische Wirkung an D2 und 5-HT Rezeptoren, z.B. Risperidon ist ein hochpotenter 5-HT_2-Antagonist mit gleichzeitiger Affinität zu Dopamin-D_2-, Histamin-H_1- und α_1-adrenergen Rezeptoren.

Pharmakokinetik

	ED [mg]	TD [mg]	PB [%]	BV [%]	HWZ [h]	t_{max} [h]	WE [h]	WD [h]	E [%]
Aripiprazol	10-30	30	99	87	75-146	3-5			R,B
Clozapin	25-100	900	95		90-95 ~ 6	2-4	1-2		50 R
Olanzapin	2,5-10		93		33,8-51,8	5-8	1-2		
Risperidon	0,5-4	4-6	88	66-82	3	1-2	1-2		70 R
Sertindol[1]	4-20	24	99		73	10	1-2		
Zotepin	25-100	450	97	10	13-16		1-2		R
Ziprasidon	20-80	160	99	60	6,6	6-8	1-2	12	20 R, 66 B

[1] zur Zeit in Deutschland nicht im Handel (tötliche Arrythmien)

Interaktion mit der Nahrung

Clozapin wird über die Cytochrom-Peroxidase (CYP 450) metabolisiert. Da Inhaltsstoffe der Grapefruit die CYP 450 hemmen, kann eine gleichzeitige Einnahme zu einem erhöhten Plasmaspiegel führen.

Die Metabolisierung von Olanzapin wird durch Induktion der CYP 450 verstärkt. Dies gilt z.B. für Benzol aus Zigarettenrauch.

Risperidon kann mit oder ohne Nahrung eingenommen werden. Vorsicht ist geboten bei Substanzen, die Leberenzyme hemmen oder aktivieren. Bei einer Hemmung, z.B. durch Grapefruit kann es zu einer Überdosierung kommen, bei Enzyminduktion zu einer Unterdosierung. Die gleichzeitige Einnahme von schwarzem oder grünem Tee führt zu einem geringeren Plasmaspiegel. Ziprasidon zeigt durch Nahrung eine deutlich höhere Bioverfügbarkeit, Nahrungskarenz reduziert die BV um 50%.

Einnahmeempfehlungen

Einnahme im Regelfall morgens und abends, generell nicht in Verbindung mit Alkohol. Clozapin, Olanzapin und Risperdon sollten wegen der Gefahr der Überdosierung nicht mit Grapefruitsaft oder anderen Lebensmitteln eingenommen werden, die die Leberenzyme induzieren. Gleichzeitiger Genuss benzolhaltiger Lebensmittel (durch Grillen, Zigarettenrauch) führt zu einem zu niedrigen Plasmaspiegel. Risperidon darf nicht gemeinsam mit schwarzem oder grünem Tee eingenommen werden. Risperidon wird individuell sehr unterschiedlich metabolisiert. Ziprasidon: Einnahme zum Essen. Aripiprazol nur 1 × täglich unabhängig von der Nahrung einnehmen.

Einige Vertreter der atypischen Neuroleptika (z.B. Olanzapin) können zu einer Gewichtszunahme führen.

Phenothiazine

Chlorprothixen, Chlorpentixol, Fluphenazin, Levopromazin, Perazin, Perphenazin, Promazin, Thioridazin, Triflupromazin, Zuclopenthixol

Pharmakodynamik

Die Wirkungsweise der Phenothiazine ist nicht genau geklärt. Der neuroleptische Effekt scheint auf der Affinität der Neuroleptika zu Dopamin D_4- und Serotonin- 5-HT_{2A}-, 5-HT_{2D}- und 5-HT_6-Rezeptoren zu beruhen. Sie werden bei psychomotorischen Unruhezuständen, Angst-, Spannungs- und Erregungszuständen u.a. eingesetzt.

Pharmakokinetik

	ED [mg]	TD [mg]	PB [%]	BV [%]	HWZ [h]	t_{max} [h]	E
Chlorprothixen	10-100	800	> 95	40	15		R + B
Fluphenazin	5	10	> 95	25	20	2-4	R
Levomepromazin	25-100	150	98	50	17	2-3	R
Perazin	25-200	1000	94-97		*10	1-4	B+R
Perphenazin	4.0-8.0	24	90	15-99	8-12	1-4	R
Promazin	25-100		95		20-25		
Thioridazin	10-30	70	> 99	60	6,9-16	1-4	B + R
Triflupromazin	10-25	50	> 90		10-20	1	B + R
Zuclopenthixol	2-25	70	98	44	20	3-4	R

* multiphasische Elimination

Interaktion mit der Nahrung

Wirkungsverluste im Zusammenhang mit Coffein erleiden Fluphenazin und Perphenazin. Durch Benzo[a]pyrene, die beim Grillen entstehen oder im Tabakrauch enthalten sind, kommt es zu einer Enzyminduktion, die zu einem schnelleren Abbau von Thioridazin führt. Durch die gleichzeitige Einnahme gerbstoffhaltiger Substanzen kommt es bei Triflupromazin durch Ausfällung des Wirkstoffes zu einer verschlechterten Aufnahme und damit schlechteren Wirksamkeit.

Durch gleichzeitige Einnahme von Alkohol kommt es im Allgemeinen zu starker Sedierung. Bei Thioridazin kommt es zudem bei gleichzeitiger Einnahme von Alkohol zu einer schnelleren Eliminierung durch Enzyminduktion. Bei Leber- und Niereninsuffizienz muss eine Dosisreduktion stattfinden.

Einnahmeempfehlungen
Die Dosierung wird individuell festgelegt.

Fluphenazin und Perphenazin nicht mit Kaffee und anderen coffeinhaltigen Getränken einnehmen.

Promazin sollte nicht zusammen mit Kaffee, Tee, Milch und Obst eingenommen werden, da es zu einer Ausfällung des Wirkstoffes kommen kann.

Unter der Thioridazintherapie möglichst auf Grillprodukte (WW mit Benzo[a]pyrenen) verzichten.

Triflupromazin nicht mit Tee und anderen gerbstoffhaltigen Getränken einnehmen.

Bei allen Vertretern auf den Genuss von Alkohol verzichten.

Sulpirid-Typ

Pharmakodynamik

Neuroleptika vom Sulpirid-Typ sind selektive D_2/D_3-Rezeptorantagonisten zur Behandlung akuter und chronischer schizophrener Störungen. In niedriger Dosierung überwiegt die Blockade der präsynaptischen D_2/D_3-Rezeptoren, was zu einer verstärkten Ausschüttung an Dopamin führt, und damit zu einer Besserung der so genannten Negativsymptomatik.

Pharmakokinetik

	ED [mg]	TD [mg]	PB [%]	BV [%]	HWZ [h]	t_{max} [h]	WE [h]	WD [h]	E
Amisulprid	50–200	1200	gering	48	12	1–2			R
Sulpirid	50–200	300	40	30–40	8	2	0,5	6–8	R

Interaktionen mit der Nahrung

Die zentrale Wirkung von Alkohol wird verstärkt.

Einnahmeempfehlungen

Neuroleptika nicht gemeinsam mit Kaffee, schwarzem Tee oder anderen coffeinhaltigen Getränken sowie Alkohol einnehmen. Während der gesamten Therapie ist möglichst auf diese Getränke zu verzichten.

Die letzte Dosis des Tages sollte nicht nach 16 Uhr eingenommen werden.

Osteoporosetherapeutika

Biphosphonate

Pharmakodynamik
Biphosphonate hemmen die Tätigkeit der Osteoklasten und vermindern damit die Abnahme der Knochendichte. Sie kommen bei Osteoporose oder Osteosarkomen (Morbus Paget) zum Einsatz. Sie binden an Hydroxylapatit.

Pharmakokinetik

	ED [mg]	TD [mg]	PB [%]	BV [%]	HWZ [h]	WE	t_{max} [h]	E [%]
Alendronat	10/70*	10	78	0,7	10 a	3 Wo		R
Etidronsäure	200	400	93	4	24		1–1,5	96 B
Clodronat, Clodronsäure	400–800	1600		2	2		0,5	R
Risedronat	5–30	30	24	0,63	480		ca.1	R
Tiludronsäure	200	400	91	6	43–150	2d–1Mo	1–2	60 R

* Einnahme 1 × wöchentlich

Interaktionen mit der Nahrung
Biphosphonate bilden mit metallischen Kationen schwerlösliche Komplexe, die eine Resorption der Arzneistoffe erschweren oder verhindern. Insbesondere Calcium, Magnesium, Eisen oder Alumiumionen spielen hierbei eine Rolle, so kann die Bioverfügbarkeit um 60% abnehmen.

Die Resorption von Risedronat wird durch Nahrungsmittel und Getränke (ausgenommen Wasser) negativ beeinflusst, ein ausreichender Abstand sollte eingehalten werden.

Einnahmeempfehlungen
Einnahme mit 2 h Abstand zu einer Mahlzeit (mindestens 30 min), nicht mit Milch oder Milchprodukten oder Mineralstoffpräparaten. Alendronat, Clodronat und Risedronat morgens nüchtern nach dem

Aufstehen mit einem Glas Wasser (mindestens 30 min vor der ersten Nahrungsaufnahme) einnehmen. Anschließend 30 min nicht hinlegen. Erfolgt die Einnahme zu einem beliebigen anderen Zeitpunkt des Tages, so sollten mindestens 2 h Abstand zu einer Mahlzeit oder Getränken eingehalten werden. Die Einnahme sollte spätestens 30 min vor dem Schlafengehen erfolgen.

Etidronat darf nur im Wechsel mit Calcium eingenommen werden.

Fluoridpräparate

Pharmakodynamik
Fluorid wird zur Kariesprophylaxe im Kleinkindesalter und zur Osteoporoseprophylaxe verwendet.

Pharmakokinetik

	ED [mg]	TD [mg]	PB [%]	BV [%]	HWZ [h]	t_{max} [h]	E
Natriumfluorid	0,5–50	100		48		4	R
Natriumfluorophosphat	38–76	228			1,3–1,9	0,8	R

Interaktionen mit der Nahrung
Bei gleichzeitiger Einnahme von Fluoridpräparaten mit Calcium (insbesondere Milch und Milchprodukten), Eisen oder magnesiumreicher Nahrung wird die Bioverfügbarkeit von Fluoridpräparaten durch Komplexbildung oder Fällung dramatisch verringert.

Einnahmeempfehlungen
Zur Kariesprophylaxe sollten Säuglinge und Kleinkinder Fluorid mit der Nahrung einnehmen, ansonsten nach dem Zähneputzen.

Zur Osteoporosetherapie Fluoride unzerkaut mit ausreichend Flüssigkeit während oder nach der Mahlzeit einnehmen.

Fluoridpräparate sollen nicht gleichzeitig mit eisen-, calcium-, alumium- oder magnesiumreicher Nahrung, Antazida oder entsprechenden Mineralstoffpräparaten eingenommen werden. Ein mindestens zweistündiger Einnahmeabstand ist einzuhalten. Eine Ausnahme stellt hierbei nur das Fluorophospat dar, das mit Calcium kombiniert werden kann.

Selektive Estrogenrezeptor Modulatoren (SERM)

Raloxifen

Pharmakodynamik
Raloxifen wird zur Behandlung und Prävention der Osteoporose bei postmenopausalen Frauen eingesetzt. Als selektiver Östrogenrezeptor-Modulator (SERM) bindet es mit hoher Affinität an Östrogenrezeptoren und reguliert die Genexpression. Der Wirkmechanismus entspricht damit dem der Östrogene. Raloxifen ist zur Langzeitbehandlung vorgesehen..

Pharmakokinetik

	ED [mg]	TD [mg]	PB [%]	BV [%]	HWZ [Wo]	t_{max} [h]	E [%]
Raloxifen	60	60	98–99	2	2	27,7	B

Interaktionen mit der Nahrung
Es sind keine Interaktionen mit der Nahrung bekannt.

Einnahmeempfehlungen
Raloxifen wird 1 × täglich unabhängig von den Mahlzeiten eingenommen.

Frauen, die wenig Calcium mit der Nahrung aufnehmen, wird zu einer ergänzenden Calciumeinnahme geraten.

Strontiumranelat

Pharmakodynamik

Strontiumranelat ist ein Arzneistoff zur Therapie der postmenopausalen Osteoporose, der sowohl den Knochenabbau hemmt, als auch den Knochenaufbau fördert. Strontiumionen wirken agonistisch am Calcium-Sensing-Rezeptor, der in der Nebenschilddrüse die Parathormonsekretion reguliert und auch im Knochengewebe zu finden ist. Strontiumranelat ist zur Langzeittherapie bestimmt.

Pharmakokinetik

	ED [g]	TD [g]	PB [%]	BV [%]	HWZ [h]	t_{max} [h]	E
Strontiumranelat	2	2	25	25	60	3–5	R

Interaktionen mit der Nahrung

Nahrung, Milch und Milchprodukte, sowie calciumhaltige Arzneimittel können die Bioverfügbarkeit von Strontiumranelat um bis zu 60–70 % reduzieren. Auch infolge der relativ langsamen Resorption von Strontium sollten Nahrungs- und Calciumeinnahmen unmittelbar vor und nach der Einnahme von Strontiumranelat vermieden werden. Eine orale Supplementierung mit Vitamin D hat keinen Einfluss auf die Verfügbarkeit von Strontium.

Einnahmeempfehlungen

Es werden 1 × täglich 2 g Strontiumranelat eingenommen, idealerweise vor dem Zubettgehen, mindestens zwei Stunden nach dem Essen.

Polyneuropathietherapeutika

α-Liponsäure

Pharmakodynamik
α-Liponsäure kommt bei Missempfindungen (Dysästhesien und Parästhesien) bei diabetischer Polyneuropathie zum Einsatz.

Pharmakokinetik

	ED [mg]	TD [mg]	PB [%]	BV [%]	HWZ [min]	t_{max}	E
α-Liponsäure	200–600	600		30*	10–20		R

* hoher First-pass-Effekt

Interaktionen mit der Nahrung
Nahrung vermindert die Bioverfügbarkeit von Liponsäure.

Einnahmeempfehlungen
Einnahme vor einer Mahlzeit, möglichst auf nüchternen Magen (Tagesdosis vor dem Frühstück).

Raucherentwöhnungsmittel

Amphebutamon

Pharmakodynamik
Amphebutamon wird zur Hilfe bei der Raucherentwöhnung nikotinabhängiger Patienten in Verbindung mit unterstützenden motivierenden Maßnahmen eingesetzt. Es hemmt selektiv die Wiederaufnahme von Katecholaminen (Noradrenalin und Dopamin) in Neurone.

Pharmakokinetik

	ED [mg]	TD [mg]	PB [%]	BV [%]	HWZ [h]	T_{max} [h]	E [%]
Amphebutamon	150	300	84	ca. 87	20	2,5–3*	87 R

* als Retardformulierung

Interaktionen mit der Nahrung
Die Resorption wird durch gleichzeitige Nahrungsaufnahme nicht signifikant beeinflusst.

Einnahmeempfehlungen
Die ersten 3 Tage sollte nur maximal 1 Tablette eingenommen werden. Die Einnahmedauer auf 7–9 Wochen begrenzen.

Schilddrüsen- und Nebenschilddrüsentherapeutika

Cinacalcet

Pharmakodynamik
Das Calcimimetikum Cinacalcet wird zur Behandlung des sekundären Hyperparathyreoidismus infolge einer chronischen Niereninsuffizienz eingesetzt. Außerdem ist die Substanz zur Behandlung der Hyperkalzämie bei Patienten mit Nebenschilddrüsenkarzinom zugelassen.

Pharmakokinetik

	ED [mg]	TD [mg]	PB [%]	BV [%]	HWZ [h]	t_{max} [h]	E
Cinacalcet	30–90*	360*	97	20–25	30–40	2–6	R,B

* Dosierung individuell, je nach Parathormonspiegel

Interaktionen mit der Nahrung
Die Bioverfügbarkeit von Cinacalcet wird durch gleichzeitige Nahrungsaufnahme um 50–80 % erhöht.

Einnahmeempfehlungen
Cinacalcet sollte mit oder kurz nach einer Mahlzeit eingenommen werden.

Kaliumiodid/Iod

Pharmakodynamik
Kaliumiodid wird zur Vorbeugung und Behandlung einer Hypothyreose eingesetzt, früher auch als Expektorans. In höheren Dosen kann es auch nach Reaktorunfällen und mit gegenteiligem Effekt zur Operationsvorbereitung bei Hyperthyreose eingesetzt werden.

Pharmakokinetik

	ED [mg]	TD [mg]	PB [%]	BV [%]	HWZ	t_{max}	E
Kaliumiodid	0,1–2	0,5		100	7 Wo		R

Interaktionen mit der Nahrung
Interaktionen mit der Nahrung sind nicht beschrieben.

Einnahmeempfehlungen
Die Einnahme kann mit oder zwischen den Mahlzeiten erfolgen. Depotarzneiformen werden im Regelfall 1 × wöchentlich eingenommen. Einige Hersteller empfehlen die Einnahme nach einer Mahlzeit.

Empfohlene Zufuhr: Jugendliche/Erwachsene: Iod 200 µg/d, Schwangere: 230 µg/d, Stillende: 260 µg/d

Levothyroxin

Pharmakodnamik
Levothyroxin wird zur Substitution der körpereigenen Schilddrüsenhormonproduktion nach (Teil)-Resektion oder strahlenbedingtem Ausfall der eigenen Hormonproduktion eingesetzt (Hypothyreose).

Pharmakokinetik

	ED [µg]	TD [µg]	PB [%]	BV [%]	HWZ	t_{max} [h]	WE [h]	E
Levothyroxin	25–300	300	99,95	75–85	1 Wo	6	innerhalb 24 h	Abbau im Körper
Liothyronin	15–20	40	99,7	78–95	k. A.	k. A.		Abbau im Körper

Interaktionen mit der Nahrung
Durch Nahrung wird die Resorption auf 40–60 % reduziert.

Einnahmeempfehlungen
Gesamte Tagesdosis nüchtern ca. 30 min vor dem Frühstück mit reichlich Flüssigkeit unzerkaut einnehmen. Für Säuglinge und Kleinkinder kann man die Tablette auch in Wasser zerfallen lassen.

Thyreostatika

Pharmakodynamik

Thyreostatika hemmen in der Schilddrüse die Synthese von Schilddrüsenhormonen und werden bei Hyperthyreose eingesetzt.

Pharmakokinetik

	ED [mg]	TD [mg]	PB [%]	BV [%]	HWZ [h]	t_{max} [h]	WD [h]	E
Carbimazol	5–10	60	0–40	80	3	0,4–1,2	8	R + B
Propylthiouracil	50	600	75–80	80	2	1–2	6–8	R
Thiamazol	20	40	0	100	3	0,4–1,2		R + B

Interaktionen mit der Nahrung

Die Resorption von Propylthiouracil ist individuell sehr unterschiedlich.

Einnahmeempfehlungen

Einnahme möglichst immer unter gleichen Bedingungen. Die Einnahme sollte unzerkaut mit etwas Flüssigkeit erfolgen.

Sexualhormone und deren Hemmstoffe

Androgene

Pharmakodynamik

Als Androgene bezeichnet man die männlichen Sexualhormone bzw. Steroidhormone, die in den Hoden (Testes) gebildet werden. Sie sind unter anderem verantwortlich für die Ausbildung der männlichen Geschlechtsmerkmale, die Spermienproduktion, Libido und Eiweissaufbau. Bei Frauen führt eine verstärkte Androgenproduktion zu Virilisierungserscheinungen.

Das wichtigste Androgen ist das Testosteron, das jedoch aufgrund eines hohen First-pass-Effektes bei oraler Applikation weitgehend unwirksam ist. Die oral wirksamen Testosteronderivate werden eingesetzt zur Behandlung aller Formen des Testosteronmangels, z.B. männliches Klimakterium (verminderte Libido etc.), Störungen der Spermatogenese, androgenmangelbedingte Osteoporose. Mesterolon ist auch zur Behandlung der renalen Anämie bei Männern indiziert.

Pharmakokinetik

	ED [mg]	TD [mg]	PB [%]	BV [%]	HWZ [h]	t_{max} [h]	E
Mesterolon	25	150	ja				R
Testosteron-undecanoat	40	160			20–48	4–5	R + B

Interaktionen mit der Nahrung

Die Resorption der kristallinen Form von Testosteron und verwandten Verbindungen erfolgt nahezu unabhängig von der Nahrung. Testosteronundecanoat (Esterform) wird nur dann ausreichend resorbiert, wenn es zusammen mit Fett oder zum Essen eingenommen wird.

Einnahmeempfehlungen

Testosteronundecanoat morgens und abends nach einer Mahlzeit einnehmen.

Antigestagene

Pharmakodynamik
Mifepriston (RU 486) ist ein Antigestagen zur medikamentösen Beendigung der Schwangerschaft bis zum 49. Tag nach Beginn der letzten Regelblutung.

Pharmakokinetik

	ED [mg]	TD [mg]	PB [%]	BV [%]	HWZ [h]	t_{max} [h]	E
Mifepriston	600	600	98	69	12–72	1,3	B

Interaktionen mit der Nahrung
Untersuchungen zu Wechselwirkungen wurden nicht durchgeführt.

Einnahmeempfehlungen
Die Einnahme darf nur unter ärztlicher Aufsicht erfolgen. Nach 36 bis 48 h muss ein Prostaglandinanalogon (Misoprostol) verabreicht werden.

Antiöstrogene

Antiöstrogene zur Behandlung des Mammakarzinoms werden unter Zytostatika behandelt.

Pharmakodynamik
Antiöstrogene, wie das Stilbenderivat Clomifen, heben die Östrogenwirkung ganz oder teilweise auf.

Bei Frauen mit unerfülltem Kinderwunsch infolge anovulatorischer Zyklen kann so eine Ovulation ausgelöst werden.

Pharmakokinetik

	ED [mg]	TD [mg]	PB [%]	BV [%]	HWZ [d]	t_{max} [h]	E
Clomifen	50	50			5	6,5	B

Interaktionen mit der Nahrung
Es sind keine Interaktionen mit der Nahrung bekannt.

Einnahmeempfehlungen
Clomifen sollte nach einer Mahlzeit mit reichlich Flüssigkeit eingenommen werden.

Finasterid und Dutasterid

Pharmakodynamik
Finasterid und Dutasterid sind indiziert zur Behandlung der benignen Prostatahyperplasie, Finasterid zusätzlich zur Behandlung der androgenetischen Alopezie bei Männern. Finasterid und Dutasterid sind 5α-Reduktase-Hemmer und hemmen somit den Abbau von Testosteron zum aktiven Metaboliten 5α-Dihydrotestosteron (DHT). Finasterid ist ein selektiver Hemmstoff von einem Isoenzym, während Dutasterid alle Isoenzyme hemmt.

Pharmakokinetik

	ED [mg]	TD [mg]	PB [%]	BV [%]	HWZ [h]	t_{max} [h]	WE [h]	WD [h]	E
Dutasterid	0,5	0,5	99,5	60		1–3	1–2	24	B
Finasterid	1–5	5	93	80	6	2		24	R + B

Interaktionen mit der Nahrung
Es sind keine Interaktionen mit der Nahrung beschrieben. Die Bioverfügbarkeit von Finasterid und Dutasterid wird durch Nahrung nicht beeinträchtigt.

Einnahmeempfehlungen
Finasterid und Dutasterid 1 × täglich auf nüchternen Magen oder mit einer Mahlzeit einnehmen. Der vollständige Therapieerfolg kann sich erst nach einigen Monaten zeigen.

Schwangere und Frauen im gebärfähigen Alter sollten nicht mit Tabletten und Tablettenbruchstücken in Berührung kommen.

Zur Behandlung der Alopezie muss Finasterid über 3–6 Monate eingenommen werden, bevor Anzeichen einer Stabilisierung des Haarausfalls erwartet werden können. Nach Behandlungsabbruch läßt die Wirkung innerhalb von 6 Monaten wieder nach. Durch die Behandlung wird der PSA-Wert reduziert.

Gestagene

Gestagene zur Behandlung des Uterus- und Mammakarzinoms werden unter Zytostatika beschrieben.

Pharmakodynamik

Progesteron, das physiologische gestagene Hormon, ist bei oraler Gabe wenig wirksam. Durch chemische Veränderungen erhält man oral wirksamen Gestagene mit teilweise auch androgenen Eigenschaften. Gestagenwirkungen im Organismus sind z.B. verminderte Bildung und erhöhte Viskosität des Zervixschleims, Ovulationshemmung, Erhöhung der Ruhetemperatur der Frau.

Progesteron ist als so genanntes Schwangerschaftshormon unentbehrlich für die Erhaltung einer Schwangerschaft. Gestagene sind indiziert (zum Teil in Kombination mit Östrogenen) bei Uterushypoplasie, Zyklusstörungen, drohendem Abort, Endometriose, klimakterischen Beschwerden, zur Empfängnisverhütung und Notfallkontrazeption.

Pharmakokinetik

	ED [mg]	TD [mg]	PB [%]	BV [%]	HWZ [h]	t_{max} [h]	E [%]
Chlormadinon	1–2	10	100	100	ca. 30	2,4	60 B
Desogestrel	0,025–0,15	0,15	98			1–2	50 R
Dienogest	2	2	90	ca.96*	8,5–10	1,5–2	R
Drospirenon	3	3	95–97	76–85	1,6–27	1–2	R + B
Gestoden	0,075	0,075	98	99	12–15	1	R
Levonorgestrel	0,03–0,75	1,5	~98	~100	9–15	2	60–80 R
Lynestrenol	0,5–5	50			17–21	2–6	R
Norethisteron	0,125–8,765	17,53	~85	40–50	8,4	1,5–3	60 R

* in Kombination mit Ethinylestradiol

Interaktionen mit der Nahrung

Es sind keine Interaktionen mit der Nahrung bekannt.

Gestagene

Einnahmeempfehlungen
Tabletten immer zur gleichen Zeit einnehmen.

Zur Empfängnisverhütung am ersten Tag der Regelblutung mit Einnahme beginnen. Bei Unverträglichkeit Einnahme abends und nach dem Essen.

Wird bei einem Gestagenpräparat der Einnahmezeitpunkt um mehr als 3 h verzögert, so ist kein sicherer Empfängnisschutz mehr gegeben.

Der Empfängnisschutz stellt sich bei Ersteinnahme nach 14 Tagen ein.

Östrogene

Pharmakodynamik
Östrogene, die weiblichen Sexualhormone, werden in den Ovarien aus Androgenen gebildet. Sie fördern das Wachstum der weiblichen Geschlechtsorgane und -merkmale und besitzen eine schwach anabole Wirkung (Vergrösserung der subkutanen Fettdepots). Östrogene steigern außerdem die Calciumresorption und die Einlagerung von Calcium in die Knochen. Das wichtigste Östrogen ist das Östradiol, das nach oraler Gabe nur gering wirksam ist. Deshalb wurden Östradiolderivate entwickelt, die länger und besser oral wirksam sind. Östradiolderivate sind indiziert bei Dysmenorrhoe, Östrogenmangel infolge Ovarialinsuffizienz, Östrogenmangel im Klimakterium, Amenorrhoe, hormonbedingten dermatologischen Erkrankungen und zum primären und sekundären Abstillen. Ethinylestradiol wird in Kombination mit Gestagenen zur Empfängnisverhütung eingesetzt.

Pharmakokinetik

	ED [mg]	TD [mg]	PB [%]	BV [%]	HWZ [h]	t_{max} [h]	WE [Wo]	E [%]
Estradiolvalerat	1–2	4	50–60	< 10	ca. 24	1–4		90 R
Ethinylestradiol	0,02–0,05	0,05	96–98	40–45	10–27	1–2		R + B
Mestranol*	0,05–0,08	0,08	98,5	40–50	50	1,2	1	R

* Mestranol ist ein Prodrug, das zu Ethinylestradiol transformiert wird

Interaktionen mit der Nahrung
Ascorbinsäure in hohen Dosen hemmt die Metabolisierung bzw. Ausscheidung der Östrogene, wodurch es zu einer Wirkungsverstärkung kommen kann.

Einnahmeempfehlungen
Einnahme täglich zur gleichen Zeit.

Tibolon

Pharmakodynamik
Tibolon ist ein dem Norethisteron verwandtes, synthetisches Sexualhormon, das bei Beschwerden in und nach den Wechseljahren eingesetzt wird, insbesondere bei Hitzewallungen, Schweißausbrüchen und urogenitaler Inovolution. Tibolon besitzt östrogene, gestagene und milde androgene Eigenschaften.

Pharmakokinetik

	ED [mg]	TD [mg]	PB [%]	BV [%]	HWZ [h]	t_{max} [h]	WE [Wo]	E
Tibolon	2,5	2,5	ca. 96		45	1–4	2–4	B

Interaktionen mit der Nahrung
Es sind keine Interaktionen mit der Nahrung bekannt.

Einnahmeempfehlungen
Tibolon mit etwas Flüssigkeit möglichst immer zur gleichen Zeit einnehmen, am besten abends nach dem Essen.

Spasmolytika

Atropin

Pharmakodynamik
Das Parasympatholytikum Atropin wird heute als perorale Arzneiform nur noch bei Dysurie, Inkontinenz, Reizblase, Dysmenorrhoe eingesetzt.

Pharmakokinetik

	ED [mg]	TD [mg]	PB [%]	BV [%]	HWZ [h]	t_{max} [h]	WE [min]	WD [h]	E [%]
Atropin	0,25	0,75	40–50	100	2,5–4	1	15–50	3–4	50–65 R

Interaktionen mit der Nahrung
WW mit Nahrungsmitteln sind nicht beschrieben. Atropin kann die Resorption anderer Arzneistoffe und Nahrungsbestandteile durch Änderung der Darmmobilität beeinflussen.

Einnahmeempfehlungen
Einnahme in der Regel 3 × täglich nach dem Essen.

Drofenin

Pharmakodynamik
Drofenin wird in Kombination mit Analgetika zur Behandlung von krampfartigen Schmerzen der Hohlorgane eingesetzt.

Pharmakokinetik

	ED [mg]	TD [mg]	PB [%]	BV [%]	HWZ [h]	t_{max} [h]	WE [min]	WD [h]	E
Drofenin[1]	20	60	gering	k.A.	k.A.	1–2	20–30	3–6	k.A.

[1] in Deutschland zur Zeit nicht im Handel

Interaktionen mit der Nahrung
Interaktionen mit der Nahrung sind nicht beschrieben.

Einnahmeempfehlungen
Einnahme mit etwas Flüssigkeit.

Spasmolytika

Indirekte Parasympathomimetika

Pharmakodynamik
Distigminbromid wird zur Therapie und Prophylaxe der postoperativen Darm-, Ureter- und Blasenatonie sowie bei Harnspinkterinkontinenz, hypotoner chronischer Obstipation und Megakolon und Myastenia gravis eingesetzt, Neostigminbromid bei Myastenia gravis, atonischer Obstipation, Lähmungen verschiedener Genese und Meteorismus. Beide Substanzen sind reversible Hemmstoffe der Acetylcholinesterase.

Pharmakokinetik

	ED [mg]	TD [mg]	PB [%]	BV [%]	HWZ [h]	t_{max} [min]	WD [h]	E [%]
Distigminbromid	5	10		4,7	69	45–180	24	R
Neostigminbromid	15	15[1]		1–2	1,3			R 80
Pyridostigminbromid	10–60	720		8–20	2	1,5–3		R

[1] Dosierung individuell

Interaktionen mit der Nahrung
Interaktionen mit der Nahrung sind nicht beschrieben.

Einnahmeempfehlungen
Distigminbromid sollte morgens nüchtern 30 min vor dem Frühstück eingenommen werden. Es ist zur Langzeitbehandlung geeignet. Pyridostigmin: Einnahme mit etwas Flüssigkeit, die Dosierung und Einnahmehäufigkeit richtet sich nach der Art der Erkrankung (2–4 × täglich).

Parasympatholytika und Spasmolytika

Pharmakodynamik

N-Butylscopolamin und Trospiumchlorid sind Parasympatholytika, die bei Krämpfen und krampfartigen Schmerzen im Gastrointestinal- und Urogenitaltrakt zum Einsatz kommen, auch in Kombination mit Paracetamol. Oxybutynin und Propiverin werden peroral bei Inkontinenz und Reizblase angewandt.

Pharmakokinetik

	ED [mg]	TD [mg]	PB [%]	BV [%]	HWZ [h]	t_{max} [h]	WD [h]	E [%]
N-Butylscopolamin	10	100	3–11	10	5	1–2		50 R
Oxybutynin-HCl	5	20		2–11	2–3	0,5–1,5		R
Propiverin	5–15	45	90	4	4,1	2,3		53 R
Trospiumchlorid	5–45	135		3–5	1,8–1,5	4–6	1,5	55 R

Interaktionen mit der Nahrung

Interaktionen mit Nahrung oder Nahrungsbestandteilen sind nicht beschrieben.

Einnahmeempfehlungen

Einnahme mit etwas Flüssigkeit. Ältere Patienten zeigen bei Oxybutinin eine höhere Bioverfügbarkeit und eine verlängerte Halbwertszeit. Oxybutinin kann nüchtern eingenommen werden, die Einnahme mit Milch oder Nahrung erhöht die Verträglichkeit.

Pädiatrische Dosierung

Oxybutynin: TD Kinder ab 5 Jahre 0,3–0,4 mg/kg KG

Terodilin

Pharmakodynamik
Terodilin wird zur Behandlung der Hyperaktivität des Detrusors eingesetzt.

Pharmakokinetik

	ED [mg]	TD [mg]	PB [%]	BV [%]	HWZ [h]	t_{max} [h]	WE [Wo]	E
Terodilin-HCl	12,5	64	85	92	60	1–4	2*	R

* Anschlagen der Therapie.

Interaktionen mit der Nahrung
Durch Terodilin wird die Wirkung von Alkohol auf das ZNS verstärkt.

Einnahmeempfehlungen
Einnahme in der Regel 2 × täglich.

Tolterodin

Pharmakodynamik
Tolterodin ist ein kompetitiver Muscarinrezeptorantagonist und wird zur Behandlung der Dranginkontinenz eingesetzt. Er zeigt eine höhere Affinität zur Blase als zur Speicheldrüse.

Pharmakokinetik

	ED [mg]	TD [mg]	PB [%]	BV [%]	HWZ [h]	t_{max} [h]	WE [h]	WD [h]	E [%]
Tolterodin	1–2	4		65	2–3	1–3	1	5	77 R, 17 B

Interaktionen mit der Nahrung
Die Tolterodinspiegel steigen bei Einnahme zum Essen an, dieser Effekt ist jedoch klinisch nicht relevant. Enzyminduktoren steigern die pharmakologische Wirkung.

Einnahmeempfehlungen
Die Einnahme sollte 2 × täglich erfolgen. Die Wirkung ist innerhalb von etwa 4 Wochen zu erwarten.

Sympathomimetika

Pharmakodynamik
Norfenefrin, Etilefrin und Pholedrin werden bei Hypotonie und Kreislaufregulationsbeschwerden (hypotone orthostatische Dysregulation) eingesetzt.

Pharmakokinetik

	ED [mg]	TD [mg]	PB [%]	BV [%]	HWZ [h]	t_{max} [min]	WE [h]	WD [h]	E
Etilefrin-HCl	5–25	25	23	8–17	2,5	30			R
Midodrin	2,5	5			4		1	2–6	
Norfenefrin	45	135		20–25	3	60			R
Oxilofrin-HCl	16–32	96		50	2,3–4	0,75–1,5	0,8		R
Pholedrin	40	120			0,5	35			

Interaktionen mit der Nahrung
Nahrung verzögert die Resorption.

Einnahmeempfehlungen
Einnahme zu oder unabhängig von der Nahrung. Vor der Nahrung garantiert eine schnellere Wirkung. Flüssige Zubereitungen können in Saft oder Tee eingenommen werden. Retard-Präparate sollten möglichst morgens eingenommen werden. Eine Einnahme nach 17 Uhr kann zu Schlafstörungen führen.

Ulkustherapeutika

H$_2$-Antihistaminika

Pharmakodynamik

H$_2$-Antihistaminika blockieren die H$_2$-Rezeptoren des Magens und senken dadurch die Produktion von Magensäure. Sie werden bei Ulcera des Magen und Duodenums, bei Gastritis, Sodbrennen und Refluxösophagitis eingesetzt.

Pharmakokinetik

	ED [mg]	TD [mg]	PB [%]	BV [%]	HWZ [h]	t_{max} [h]	WE [h]	WD [h]	E [%]
Cimetidin	400–800	800	20	70	2	1–2	1	4–8	70 R
Famotidin	10–40	800	15–20	40–45	3	1–3	0,25–1,5	9–12	70 R
Nizatidin	150–300	300	30	70–80	1,5	2		4 Wo*	R
Ranitidin	75–300	6000	10–19	50	3	2–3	0,2–1	4–12	R
Roxatidin-acetat	75–150	150	6–7	90	6–6,5	2–3	2–3	12	R

* volles Anschlagen der Therapie.

Interaktionen mit der Nahrung

Durch Cimetidin und Ranitidin wird die Alkoholtoleranz verringert. Bei der Einnahme von Roxatidinacetat mit der Nahrung ist mit keinen Interaktionen zu rechnen.

Einnahmeempfehlungen

Einnahme mit etwas Flüssigkeit.

Olsalazin, Mesalazin, Sulfasalazin

Pharmakodynamik

Olsalazin und Mesalazin werden zur Akutbehandlung und zur Rezidivprophylaxe bei Colitis ulcerosa eingesetzt. Es wirkt lokal antiphlogistisch an der Darmschleimhaut. Mesalazin wird zur Akut- und Rezidivbehandlung der Colitis ulcerosa und des Morbus Crohn eingesetzt. Die antientzündliche Wirkung erfolgt vermutlich über einen Eingriff in den Arachidonsäurestoffwechsel (Leukotriene). Sulfasalazin wird zusätzlich zur Behandlung der chronischen Polyarthritis eingesetzt.

Pharmakokinetik

	ED [mg]	TD [mg]	PB [%]	BV [%]	HWZ [h]	t_{max} [h]	WE	E
Mesalazin	250–500	500	40–50	35	0,6–1,4	6	3–21 d	70 F
Olsalazin	250	1000	99	2	1			F
Sulfasalazin	500	3000–4000	90	71	6–10	1,5–6	3–9 Wo	B

Die Resorption ist kleiner 1%.

Interaktionen mit der Nahrung

Interaktionen mit der Nahrung sind nicht beschrieben.

Einnahmeempfehlungen

Einnahme von Olsalazin morgens und abends unmittelbar mit einer Mahlzeit, Mesalazin 1 h vor dem Essen. Sulfasalazin zu den Mahlzeiten. Die klinische Wirkung setzt im Regelfall nach 1–2 Monaten ein.

Pirenzepin

Pharmakodynamik
Pirenzepin wird als Anticholinergikum (Muskarinrezeptorantagonist) zur Senkung der Magensäureproduktion verordnet.

Pharmakokinetik

	ED [mg]	TD [mg]	PB [%]	BV [%]	HWZ [h]	t_{max} [h]	E
Pirenzepin	25–50	150	10	20–30	10–12	2,5–3	R + B

Interaktionen mit der Nahrung
Nahrung vermindert die Bioverfügbarkeit von Pirenzepin.

Einnahmeempfehlungen
Einnahme im Regelfall morgens und abends 30 min vor den Mahlzeiten mit ausreichend Flüssigkeit, am besten nüchtern.

Protonenpumpenblocker

Pharmakodynamik
Durch Hemmung der K^+/H^+-Protonenpumpe senken die Arzneistoffe Omeprazol, Esomeprazol, Pantoprazol, Lansoprazol und Rabeprazol die Magensäurekonzentration und erhöhen den pH-Wert im Magen.

Pharmakokinetik

Arzneistoff	ED [mg]	TD [mg]	PB [%]	BV [%]	HWZ [h]	t_{max} [h]	WE [h]	WD [h]	E [%]
Esomeprazol	10–40	40	97	64–89	1,3	1–2	1–2	17	80 R
Lansoprazol	15–30	60	97	81–91	1,6	1,7	1–4	24–40	60 B, 30 R
Omeprazol	10–40	200	90	90	0.4	1–3	0,2–2	1–5	80 R 20 B
Pantoprazol	20–40	80	98	77	1	2,5	24	168	80 R
Rabeprazol	10–20	40	97	52	0,7–1,5	3,5	72		R

Interaktionen mit der Nahrung
Nahrung vermindert die Bioverfügbarkeit von Lansoprazol und Omeprazol. Bei längerer Einnahme scheint dies aber keine Rolle mehr zu spielen. Die Bioverfügbarkeit von Lansoprazol scheint abends geringer zu sein.

Einnahmeempfehlungen
Protonenpumpenhemmer vor einer Mahlzeit einnehmen, bei 2 × täglicher Dosierung morgens und abends. Pantoprazol und Lansoprazol sollten 1 h vor dem Frühstück eingenommen werden.

Urologika

Apomorphin

Pharmakodynamik
Apomorphin wird oral (als Sublingualtablette) eingesetzt zur Behandlung der erektilen Dysfunktion. Es wirkt im ZNS insbesondere in der hypothalamischen Region des Gehirns, von der bekannt ist, dass sie an der Auslösung der Erektion beteiligt ist. Apomorphin ist ein D_2-Agonist.

Pharmakokinetik

	ED [mg]	TD [mg]	PB [%]	BV [%]	HWZ [h]	t_{max} [min]	WE [h]	WD [h]	E [%]
Apomorphin	2–3	2–3 +	90	17–18*	3	40–60	0,1–1	1–2	93 % R

* bezogen auf eine subkutane Applikation
+ vor Einnahme einer weiteren Dosis müssen mindestens 8 h vergehen

Interaktionen mit der Nahrung
Es sind keine Interaktionen mit der Nahrung beschrieben.

Einnahmeempfehlungen
Tablette ca. 20 min vor einer sexuellen Aktivität unter die Zunge legen. Um die Auflösung der Tablette zu optimieren, sollte eine kleine Menge Wasser dazu getrunken werden.

Muskarin-M$_3$-Rezeptor-Antagonisten

Pharmakodynamik
Darifenacin und Solifenacin werden zur symptomatischen Behandlung der Dranginkontinenz und/oder häufigem Wasserlassen und verstärktem Harndrang bei überaktiver Harnblase (Reizblase) eigesetzt.

Pharmakokinetik

	ED [mg]	TD [mg]	PB [%]	BV [%]	HWZ [h]	t_{max} [min]	WE [h]	WD [h]	E [%]
Darifenacin	7,5–15	15	98	15–19		7 h			R,F
Solifenacin	5–10	10	98	90	45–68	3–8			R,B

Interaktionen mit der Nahrung
Für beide Arzneistoffe sind keine Interaktionen mit der Nahrung bekannt.

Einnahmeempfehlungen
Darifenacin und Solifenacin werden 1 × täglich mit ausreichend Flüssigkeit zu einer Mahlzeit oder unabhängig davon eingenommen.

Phosphodiesterase5-Hemmstoffe (PDE$_5$-Hemmer)

Pharmakodynamik
Sildenalfil, Tadalafil und Vardenafil sind selektive Hemmstoff der Phosphodiesterase Typ 5 (PDE 5) der glatten Muskelzellen der Blutgefäße und des Corpus cavernosum. Sie werden zur Behandlung der erektilen Dysfunktion eingesetzt, insbesondere als Folge von Diabetes mellitus, Rückenmarksverletzungen oder Prostataoperationen.

Pharmakokinetik

	ED [mg]	TD [mg]	PB [%]	BV [%]	HWZ [h]	t$_{max}$ [min]	WE [h]	WD [h]	E [%]
Sildenafil	12–100	100	96	40	4	30–120	0,2–0,7	4–5	80 B
Tadalafil	10–20	20	94		17,5	2	0,5	24	61 B
Vardenafil	5–20	20		15	4–5	0,5–2	0,2–1		B

Interaktionen mit der Nahrung
Durch Nahrung wird die Resorption von Sildenafil verzögert. Rate und Ausmaß der Tadalfil-Resorption werden durch Nahrung nicht beeinflusst. Durch fettreiche Nahrung (Fettgehalt: 57%) wird die Resorptionsgeschwindigkeit von Vardenafil reduziert, t$_{max}$ wird um ca. 1 h verlängert und C$_{max}$ um 20% verringert, die AUC bleibt gleich, bei 30% Fettgehalt zeigte sich kein Einfluß.

Einnahmeempfehlungen
Sildenafil 1 h, Vardenafil 25 bis 60 min, Tadalafil 30 min bis 12 h vor der sexuellen Aktivität einnehmen. Sie dürfen nur 1 × täglich eingenommen werden. Keine Einnahme durch Patienten mit Herz- oder Kreislaufschwäche. Bei gleichzeitiger Einnahme von Grapefruitsaft wird die C$_{max}$ erhöht. Durch die Einnahme kann es zu einer reversiblen Störung des Farbempfindens kommen.

Serotonin-Noradrenalin-Wiederaufnahmehemmer

Pharmakodynamik
Duloxetin wird zur Behandlung der mittelschweren bis schweren Belastungsinkontinenz von Frauen eingesetzt. Die Substanz hemmt im ZNS und sakralen Rückenmark die Wiederaufnahme von Serotonin und Noradrenalin, wodurch der Tonus der quergestreiften Muskulatur des Harnröhrenschließmuskels erhöht wird. Sie wirkt auch antidepressiv und hat die Zulassung zur Therapie der Depression.

Pharmakokinetik

	ED [mg]	TD [mg]	PB [%]	BV [%]	HWZ [h]	t_{max} [h]	WE [h]	WD [h]	E [%]
Duloxetin	20–40	80	96	32–80	8–17	6			R

Interaktionen mit der Nahrung
Durch Nahrung wird die Zeit zum Erreichen von t_{max} auf 10 h verzögert.

Einnahmeempfehlungen
Duloxetin sollte 2 × täglich unabhängig von den Mahlzeiten eingenommen werden.

Virustatika

Aciclovir, Famciclovir und Valaciclovir

Pharmakodynamik
Aciclovir, Valaciclovir (Prodrug von Aciclovir) und Famciclovir (Prodrug von Penciclovir) sind potente Wirkstoffe gegen humanpathogene Herpesviren, wie z.B. Herpes simplex 1 und 2, Varizella zoster und Epstein-Barr.

Pharmakokinetik

	ED [mg]	TD [mg]	PB [%]	BV [%]	HWZ [h]	t_{max} [h]	WE [d]	E
Aciclovir	200–800	4000	9–33	20	ca. 3	1–2		R
Famciclovir	120–250	1500	< 20	77*	2	ca. 0,75	5–7	R
Valaciclovir	500	3000	9–33	54	ca. 3	1,67	4,8	R

* BV von Penciclovir (=aktiver Metabolit von Famciclovir) proportional zur Dosis

Interaktionen mit der Nahrung
Es sind keine Interaktionen mit der Nahrung bekannt.

Einnahmeempfehlungen
Famciclovir unabhängig von den Mahlzeiten mit reichlich Flüssigkeit einnehmen. Von der gemeinsamen Einnahme mit Alkohol ist Abstand zu nehmen.

Aciclovir und Valaciclovir möglichst nach dem Essen einnehmen. Die Einnahme muss, gemäß der ärztlichen Dosierung, auch nachts erfolgen (z.B. 5 × 800 mg), bei Aciclovir in der Regel alle 4 h. Zur Erleichterung der Einnahme kann Aciclovir auch in 50 ml Wasser aufgelöst werden.

Adefovirdipivoxil

Pharmakodynamik
Adefovirdipivoxil ist ein Nukleosidanalogon zur Behandlung von Patienten mit chronischer Hepatitis-B-Infektion. Die Substanz ist ein Prodrug und hemmt die Polymerasen des Hepatitis-Virus.

Pharmakokinetik

	ED [mg]	TD [mg]	PB [%]	BV [%]	HWZ [h]	t_{max} [h]	WE [d]	E
Adefovirdipivoxil	10	10	< 4	59	7,22	0,5–4		R

Interaktionen mit der Nahrung
Es sind keine Interaktionen mit der Nahrung bekannt, durch eine fettreiche Mahlzeit wird lediglich T_{max} um 2 h verzögert.

Einnahmeempfehlungen
Adefovirdipixoxil wird 1 × täglich zu oder unabhängig von einer Mahlzeit eingenommen.

Amantadin

Pharmakodynamik

Amantadin ist prophylaktisch wirksam gegen eine Infektion mit Grippeviren. Kurativ wirkt es nur, wenn es innerhalb der ersten 48 h nach Auftreten der ersten Grippesymptome eingesetzt wird. Amantadin verhindert das Eindringen der Viren in die Zelle, sowie die Reifung von Grippeviren in der Zelle. Außer als Virustatikum wird Amantadin auch als Antiparkinsonmittel eingesetzt.

Pharmakokinetik

	ED [mg]	TD [mg]	PB [%]	BV [%]	HWZ [h]	t_{max} [h]	E [%]
Amantadin	50–200	400	67	100	10–30	2–8	90 R

Interaktionen mit der Nahrung

Es sind keine Interaktionen mit der Nahrung bekannt. Die Alkoholtoleranz ist allerdings vermindert.

Einnahmeempfehlungen

Amantadin sollte vorzugsweise morgens und nachmittags, die letzte Dosis jedoch nicht nach 16 Uhr, mit reichlich Flüssigkeit, vorzugsweise zum Essen eingenommen werden.

Brivudin

Pharmakodynamik
Brivudin ist ein Virustatikum zur Behandlung des Herpes zoster.

Pharmakokinetik

	ED [mg]	TD [mg]	PB [%]	BV [%]	HWZ [h]	t_{max} [h]	WE [h]	E
Brivudin	125	125	> 95	30	16	1	1–4	R

Interaktionen mit der Nahrung
Mahlzeiten verzögern die Aufnahme von Brivudin leicht, die resorbierte Gesamtmenge bleibt jedoch gleich.

Einnahmeempfehlungen
Tabletten jeden Tag möglichst zur gleichen Zeit einnehmen.

Ganciclovir und Valganciclovir

Pharmakodynamik
Ganciclovir und Valganciclovir werden zur Erhaltungstherapie bei Patienten mit erworbener Immunschwäche (AIDS) angewendet, die eine Cytomegalievirus (CMV)-Erkrankung haben. Valganciclovir ist ein Prodrug von Ganciclovir. Ganciclovir wird intrazellulär zu Ganciclovirtriphosphat phosphoryliert und hemmt dann die virale DNS-Replikation.

Pharmakokinetik

	ED [mg]	TD [mg]	PB [%]	BV [%]	HWZ [h]	t_{max} [h]	E
Ganciclovir	500–1000	3000	1–2	5–9	3,9–5,7	1–3,6	B
Valganciclovir	450	1800	1–2	60	3,5–4,5*		

* bezogen auf Ganciclovir

Interaktionen mit der Nahrung
Bei einer Einnahme zu einem relativ fettreichen Essen erhöht sich die AUC, die t_{max} und die C_{max}. Die Bioverfügbarkeit von Ganciclovir erhöht sich bei einer Einnahme mit Nahrung von nüchtern 5% auf 6–9%.

Einnahmeempfehlungen
Ganciclovir und Valganciclovir zusammen mit einer Mahlzeit einnehmen.

Oseltamivir

Pharmakodynamik
Oseltamivir ist ein peroraler Neuramidasehemmstoff, der zur Therapie und Postexpositionsprophylaxe der Virusgrippe Influenza Typ A und B eingesetzt wird. Oseltamivir ist zugelassen für Kinder ab 1 Jahr.

Pharmakokinetik

	ED [mg]	TD [mg]	PB [%]	BV [%]	HWZ [h]	t_{max} [h]	E
Oseltamivir	75	150	3	75	6–10		R

Interaktionen mit der Nahrung
Die Plasmakonzentration von Oseltamivir wird durch gleichzeitige Nahrungsaufnahme nicht beeinflußt.

Einnahmeempfehlungen
Erwachsene nehmen 2 × täglich 75 mg möglichst innerhalb von 1–2 Tagen nach Auftreten der Symptome oder 1 × täglich 75 mg zur Prophylaxe.

Für Kinder im Alter von 1–12 Jahren ist Oseltamivir als Suspension verfügbar.

Proteaseinhibitoren

Pharmakodynamik

Ritonavir, Saquinavir, Indinavir, Amprenavir, Nelfinavir, Atazanavir und Fosamprenavir werden in Kombination mit Reverse-Transkriptase-Hemmern zur Behandlung einer HIV-Infektion eingesetzt. Sie hemmen die HIV-Protease, wodurch sogenannte unreife Viren entstehen, mit denen keine Neuinfektion mehr möglich ist. Die Virusvermehrung kann somit unterdrückt werden.

Atazanavir wird zusätzlich mit Ritonavir kombiniert („Boostering", da Ritonavir den Abbau von Atazanavir hemmt).

Fosamprenavir ist das Prodrug von Amprenavir und wird im Körper rasch zu diesem hydrolysiert. Fosamprenavir darf nur in Kombination mit Ritonavir und anderen retroviralen Arzneistoffen angewendet werden („Boostering").

Pharmakokinetik

	ED [mg]	TD [mg]	PB [%]	BV [%]	HWZ [h]	t_{max} [h]	WE [Wo]	WD [h]	E
Amprenavir	50–150*		ca. 90	ca. 90	7,1–10,6	0,5–2	2–4+		B
Atazanavir	100–200	300	86		8,6	3			79 B 13 R
Fosamprenavir	700	1400	90	90	7,7	1–2	2*		B
Indinavir	100–400*		61	30	1,8	0,5–1,1	2+		B
Nelfinavir	250*	2250	> 98		3,5–5	2–4		8	B
Ritonavir	100–600*	1200	> 98	~ 80	3–6	ca. 4	1–2+		B
Saquinavir	200*		ca. 97	~ 4	7–13	0,9–3	2–6+		B

* Dosierung erfolgt je nach Gewicht und Kombination mit anderen Medikamenten
+ Anschlagen der Therapie.

Interaktionen mit der Nahrung

Die Resorption von Indinavir wird bei Einnahme zu einer sehr fett- und kalorienreichen Mahlzeit erheblich verzögert und stark abgeschwächt. Die AUC sinkt um bis zu 80%, die C_{max} um

86 %. Ein Therapieerfolg kann dadurch in Frage gestellt werden. Bei Ritonavir und Saquinavir führt eine Einnahme zum Essen zu einer verbesserten Resorption und damit zu höheren Wirkstoffkonzentrationen. Beide Wirkstoffe daher zum Essen einnehmen. Bei Saquinavir zusätzlich darauf achten, dass eine Einnahme mit Grapefruitsaft eine Steigerung der Bioverfügbarkeit um bis zu 54 % zur Folge hat. Auch Nelfinavir wird deutlich besser resorbiert, wenn es zum Essen eingenommen wird. Die Erhöhung der Plasmakonzentration ist dabei vom Fettgehalt der Nahrung abhängig.

Amprenavir zeigt keine Wechselwirkungen mit der Nahrung. Die Einnahme von Atazanavir zu einer leichten Mahlzeit oder zu einer fettreichen Mahlzeit senkte den Variationskoeffizient von AUC und C_{max} um rund die Hälfte im Vergleich zu nüchternem Magen.

Einnahmeempfehlungen

Indinavir 1 h vor oder 2 h nach einer Mahlzeit einnehmen. Gegebenenfalls ist auch eine Einnahme zu einem leichten, fettarmen Essen, z. B. Cornflakes mit Magermilch, möglich. Es sollte außerdem darauf geachtet werden, dass der Patient mindestens 1,5 l Flüssigkeit pro Tag zu sich nimmt. Das Trinken von Grapefruitsaft sollte auch in den Stunden vor der Einnahme möglichst vermieden werden.

Ritonavir, Saquinavir und Nelfinavir am besten zu einer Mahlzeit einnehmen.

Amprenavir/Fosamprenavir kann unabhängig von den Mahlzeiten verabreicht werden.

Atazanavir wird 1 × täglich (gleichzeitig mit Ritonavir) zu einer Mahlzeit eingenommen. Bei einer zusätzlichen Gabe von Didanosin wird empfohlen, dieses mit einem zeitlichen Abstand von zwei Stunden einzunehmen.

Reverse-Transkriptase-Hemmer (Nukleosidanaloga)

Pharmakodynamik

Zu den Nukleosidanaloga zählen Emtricitabin, Lamivudin, Stavudin, Zidovudin, Zalcitabin, Didanosin, Tenofovir und Abacavir. Alle diese Wirkstoffe werden in der HIV-Therapie eingesetzt, meist in Kombination mit Proteasehemmern. Sie verhindern eine Virusreplikation durch Blockade des viralen Enzyms Reverse-Transkriptase.

Emtricitabin ist auch für Kleinkinder ab dem vollendeten 4. Lebensmonat zugelassen.

Pharmakokinetik

	ED [mg]	TD [mg]	PB [%]	BV [%]	HWZ [h]	t_{max} [h]	E
Abacavir	300*		ca.49	83	ca.1,5	1–1,5	R
Didanosin	25–400*		< 5		1,4		R
Emtricitabin	200	200		75–93	10	1–2	R,B
Lamivudin	150*		16–36	80–85	5–7	1	R
Stavudin	15–40*			ca.86	ca.1,5		R
Tenofovir	245	245					R
Zalcitabin	0,375–0,75*		4	> 80	2	ca.1	R
Zidovudin	100–300*		34–38	60–70	1,1		R

* Dosierung erfolgt bei allen Nukleosidanaloga nach Gewicht

Interaktionen mit der Nahrung

Bei einer Einnahme zum Essen wird die Resorption von Didanosin um 50% vermindert. Zalcitabin zeigt bei gleichzeitiger Nahrungsaufnahme eine deutlich langsamere Resorptionsgeschwindigkeit, die Menge des resorbierten Wirkstoffes nimmt um 14% ab. Die klinische Relevanz dieser Abnahme ist allerdings unklar.

Werden Lamivudin und Stavudin zum Essen eingenommen, verringert sich zwar C_{max} und die t_{max} wird verzögert, das Ausmaß der Bioverfügbarkeit bleibt jedoch gleich. Für Zidovudin, Abacavir und Emtricitabin sind keine Interaktionen mit der Nahrung bekannt.

Die Einnahme von Tenofovir mit einer fettreichen Mahlzeit erhöht die orale Bioverfügbarkeit: AUC steigt um ca. 40%, C_{max} um etwa 14%.

Einnahmeempfehlungen

Didanosin mindestens 30 min, Stavudin möglichst 1 h vor einer Mahlzeit einnehmen. Allerdings können, trotz der beschriebenen Beeinflussung durch die Nahrung, Lamivudin, Stavudin und Zalcitabin, aufgrund der besseren Verträglichkeit auch zu einer Mahlzeit eingenommen werden. Für Zidovudin liegen keine konkreten Einnahmehinweise vor.

Abacavir kann mit oder ohne Mahlzeiten eingenommen werden.

Emtricitabin als Kapsel oder Lösung wird 1 × täglich zu einer Mahlzeit oder unabhängig davon eingenommen.

Tenofovir sollte zu den Mahlzeiten eingenommen werden.

Reverse-Transkriptase-Hemmer (nicht nukleosidische)

Pharmakodynamik
Efavirenz und Nevirapin werden zur Behandlung einer HIV-Infektion eingesetzt, meist als Bestandteil einer Kombinationstherapie. Beide hemmen direkt das virale Enzym Reverse-Transkriptase.

Pharmakokinetik

	ED [mg]	TD [mg]	PB [%]	BV [%]	HWZ [h]	t_{max} [h]	WE	E
Efavirenz	50–200	600	ca. 99,5		40–55*	3–5	2 Wo	R
Nevirapin	200	400	ca 60	> 90	22–84	4	7 d	R

* nach Mehrfachdosen

Interaktionen mit der Nahrung
Eine ausgewogene Mahlzeit hat keinen nennenswerten Einfluss auf die Bioverfügbarkeit von Efavirenz. Bei einer Einnahme zu einem sehr fettreichen Essen kann allerdings die relative Bioverfügbarkeit um bis zu 50% erhöht sein, und damit auch das Risiko für zentralnervöse Nebenwirkungen. Nevirapin zeigt keine relevanten Wechselwirkungen mit der Nahrung.

Einnahmeempfehlungen
Efavirenz und Nevirapin können mit oder ohne Nahrung eingenommen werden.

Ribavirin

Pharmakodynamik
Ribavirin zur oralen Anwendung wird in Kombination mit Interferon alfa-2b zur Therapie der chronischen Hepatitis C eingesetzt. Der Zusatz von Ribavirin zu Interferon alfa-2b erhöht die Wirksamkeit der alleinigen Anwendung von Interferon alfa-2b um das 3–10fache. Der Mechanismus der Wirksamkeitssteigerung ist nicht bekannt.

Pharmakokinetik

	ED [mg]	TD [mg]	PB [%]	BV [%]	HWZ [h]	t_{max} [h]	E [%]
Ribavirin	200*	1200	0	20–64	9–10	1,5	33 R + 66 B

* Dosierung erfolgt nach Körpergewicht

Interaktionen mit der Nahrung
Die Bioverfügbarkeit von Ribavirin wird durch eine gleichzeitige fettreiche Mahlzeit erhöht (AUC und C_{max} nahmen beide um 70% zu). Die klinische Relevanz dieser Ergebnisse ist nicht bekannt. Es wird jedoch empfohlen Ribavirin mit der Nahrung einzunehmen, um optimale Plasmaspiegel zu erhalten.

Einnahmeempfehlungen
Tagesdosis Ribavirin, aufgeteilt auf eine morgendliche und eine abendliche Dosis, jeweils mit dem Essen einnehmen.

Vitamine und Derivate

Acitretin

Pharmakodynamik
Acitretin wird bei schwersten, der Therapie nicht zugänglichen Verhornungsstörungen der Haut eingesetzt. Außerdem wird Acitretin bei Psoriasis und anderen Hautkrankheiten angewandt.

Pharmakokinetik

	ED [mg]	TD [mg]	PB [%]	BV [%]	HWZ [d]	t_{max} [h]	WE [Wo]	E
Acitretin	10–25	75	100	60	50	1–4	2	R + B

Interaktionen mit der Nahrung
Während und bis 2 Monate nach der Therapie mit Acitretin darf kein Alkohol getrunken werden, da dadurch schädliche Metaboliten entstehen.

Einnahmeempfehlungen
Acitretin mit ausreichend Flüssigkeit vorzugsweise Milch unzerkaut zu fettreicher Nahrung einnehmen. Unter der Therapie ist auf einen absoluten Empfängnisschutz zu achten.

Alfacalcidol

Pharmakodynamik
Alfacalcidol wird bei dialysepflichtigen Patienten mit Osteodystrophie eingesetzt, sowie bei Unterfunktion der Nebenschilddrüse und postmenopausaler Osteomalazie.

Pharmakokinetik

	ED [mg]	TD [mg]	PB [%]	BV [%]	HWZ [h]	t_{max} [h]	WE [h]	E
Alfacalcidol	0,00025–0,00100	0,00100			3	8	6	B, z.T. R

Interaktionen mit der Nahrung
Alfacalcidol fördert die Aufnahme von Calciumionen, deshalb ist es sinnvoll, Alfacalcidol gemeinsam mit Milch, Milchprodukten und anderen calciumhaltigen Nahrungsmitteln einzunehmen. Allerdings muss eine Überdosierung von Vitamin-D-Präparaten vermieden werden, da eine Hypervitaminose zu Kalkablagerungen in der Media der Blutgefäße und in den Nieren führen kann. Nierenversagen oder Gefäßschäden sind die Folge. Deshalb sollten die Blutwerte für Calcium regelmäßig überprüft w4erden.

Einnahmeempfehlungen
Einnahme der Tagesdosis auf 2 Dosen von 0,5 µg Alfacalcidol verteilen. Die Kapseln werden unzerkaut mit viel Flüssigkeit eingenommen.

Ascorbinsäure (Vitamin C)

Pharmakodynamik

Vitamin C wird bei Vitamin C-Mangel, der zu Skorbut und hämorrhagischer Diathese führt, eingesetzt. Der Tagesbedarf eines erwachsenen Menschen beträgt ca. 100 mg. Daneben wird es zur Anwendung als Antidot bei idiopathischer Methämoglobinämie in Dosen von einigen Gramm eingesetzt.

Die Einnahme zur Prophylaxe von Erkältungskrankheiten, sowie zur Förderung der Infektabwehr ist sehr umstritten. Trotzdem sind Infektabwehr, Alter, körperliche Anstrengung, in Zeiten der Rekonvaleszenz, in Schwangerschaft und Stillzeit sowie Zeiten erhöhten Vitaminbedarfs laut Fachinformation anerkannte Indikationen. Zur Vorbeugung werden 50–200 mg, therapeutisch 400–1000 mg Ascorbinsäure verabreicht.

Pharmakokinetik

	ED [mg]	TD [mg]	PB [%]	BV [%]	HWZ [h]	t_{max} [h]	E
Ascorbinsäure	50–1000	2000	25	97	19	3	R

Mit steigender Dosis wird die Bioverfügbarkeit verringert, da Vitamin C aktiv resorbiert wird und bei hohen Konzentrationen die Enzymsysteme gesättigt sind.

Interaktionen mit der Nahrung

Interaktionen mit Nahrungsmitteln sind nicht bekannt. Allerdings führen zu hohe Dosen über einen langen Zeitraum eingenommen zu Nierenschäden. Vitamin C ist in großen Mengen in Zitrusfrüchten, Tomaten, Kartoffeln und in geringen Mengen auch in Milch enthalten.

Einnahmeempfehlungen

Vitamin-C-Tabletten unabhängig von den Mahlzeiten mit ausreichend Flüssigkeit einnehmen. Brausetabletten sollten wegen ihrer Oxidationsempfindlichkeit sofort nach dem Auflösen getrunken werden, die Retardfomulierungen werden unzerkaut mit reichlich Flüssigkeit eingenommen.

Calcifediol

Pharmakodynamik
Einsatz bei Osteomalazie infolge von Hypoparathyreoidismus, renaler Osteomalazie, Osteomalazie durch Leberzirrhose oder bei gastrointestinalen Beschwerden, die zu einer Malabsorption von Ca^{++} führen.

Pharmakokinetik

	ED [mg]	TD [mg]	PB [%]	BV [%]	HWZ [h]	t_{max} [h]	E
Calcifediol	0,005	0,1		~ 100	6–14	4–8	B

Interaktionen mit der Nahrung
Calcifediol fördert die Aufnahme von Calciumionen, deshalb ist es sinnvoll, Vitamin D gemeinsam mit Milch, Milchprodukten und anderen calciumhaltigen Nahrungsmitteln einzunehmen. Allerdings muss eine Überdosierung von Vitamin-D-Präparaten vermieden werden, da eine Hypervitaminose zu Kalkablagerungen in der Media der Blutgefässe und in den Nieren führen kann. Nierenversagen oder Gefäßschäden sind die Folge.

Einnahmeempfehlungen
Tropfen mit Flüssigkeit (Fruchtsaft, Milch, Wasser etc.) einnehmen. Dabei ist darauf zu achten, dass die Tropfflasche senkrecht gehalten wird, um eine exakte Dosierung zu ermöglichen.

Calcitriol

Pharmakodynamik
Calcitriol wird bei dialysepflichtigen Patienten mit Osteodystrophie eingesetzt sowie bei Unterfunktion der Nebenschilddrüse und Patienten mit Englischer Rachitis, einer Vitamin-D-resistenten Form.

Pharmakokinetik

	ED [mg]	TD [mg]	PB [%]	BV [%]	HWZ [m]	t_{max} [h]	WE [Wo]	WD [d]	E
Calcitriol	0,025–0,050	0,050		100	8	3–6	1	235	B, z.T. R

Zunächst wird die Therapie generell mit 0,025 mg Calcitriol begonnen, um dann die optimale Erhaltungsdosis herauszufinden.

Interaktionen mit der Nahrung
Calcitriol fördert die Aufnahme von Calciumionen, deshalb ist es sinnvoll, Vitamin D gemeinsam mit Milch, Milchprodukten und anderen calciumhaltigen Nahrungsmitteln einzunehmen. Allerdings muss eine Überdosierung von Vitamin-D-Präparaten vermieden werden, da eine Hypervitaminose zu Kalkablagerungen in der Media der Blutgefässe und in den Nieren führen kann. Nierenversagen oder Gefäßschäden sind die Folge. Deshalb sollten die Blutwerte für Calcium regelmäßig überprüft werden.

Einnahmeempfehlungen
Die Kapseln werden bei 1 × täglicher Gabe zum Frühstück mit etwas Flüssigkeit eingenommen. Muss Calcitriol höher dosiert werden, werden die Einzeldosen über den Tag verteilt zu den Mahlzeiten mit etwas Flüssigkeit eingenommen. Zudem ist es besonders wichtig, während der Therapie mit Calcitriol ausreichend zu trinken, um zu hohe Calcium- und Magnesiumspiegel im Blut zu vermeiden.

Cyanocobalamine (Vitamin B_{12})

Pharmakodynamik

Vitamin B_{12} wird bei perniziöser Anämie durch Malabsorption bei fehlendem Intrinsic Factor oder angeborenen Transportstörungen sowie bei Mangelanämien durch streng vegetarische Ernährung und daraus resultierenden Epithelschädigungen des Verdauungstraktes und neurologische Störungen eingesetzt.

In niedrigen Dosen (10 μg) wird Cyanocobalamin zur Prävention einer Hypovitaminose eingesetzt. Erreicht die Dosis einen gewissen Schwellenwert, werden bis zu 90% des verabreichten Cyanocobalamins über die Nieren ausgeschieden.

Pharmakokinetik

	ED [mg]	TD [mg]	PB [%]	BV [%]	HWZ [h]	t_{max} [h]	E
Cyanocobalamin	0,005–1	2		1–3	1,5 h/3a		B, bei überdos. R

Interaktion mit der Nahrung

Prinzipiell kann der Tagesbedarf durch den Genuss von ausreichend Fleisch, Leber, Niere, Austern und Milch gedeckt werden.

Einnahmeempfehlungen

Cyanocobalamin-Tabletten unzerkaut mit etwas Flüssigkeit unabhängig von den Mahlzeiten einnehmen.

Dihydrotachysterol

Pharmakodynamik
Anwendungsgebiet für Dihydrotachysterol ist Hypoparathyreoidismus und Pseudohypoparathyreoidismus

Pharmakokinetik

	ED [mg]	TD [mg]	PB [%]	BV [%]	HWZ [h]	t_{max} [h]	WE [d]	E
Dihydrotachysterol	0,5	individuell			17	6–8	2–3	B, z. T. R

Interaktion mit der Nahrung
Interaktionen mit Nahrungsmitteln sind nicht bekannt, allerdings ist es von Vorteil, vermehrt calciumhaltige Nahrungsmittel zu sich zu nehmen. Zudem ist es besonders wichtig, viel Flüssigkeit zu sich zu nehmen.

Einnahmeempfehlungen
Einnahme von Dihydrotachysterol vor oder nach den Mahlzeiten mit viel Flüssigkeit.

Folsäure

Pharmakodynamik
Folsäure wird eingesetzt bei megaloplastärer Anämie, Folsäuremangel, der bedingt ist durch Malabsorption oder Fehlernährung, Sprue, Alkoholismus, gesteigerten Folsäurebedarf der Schwangeren und bei Megaloplastenanämien, die durch die Therapie mit Antiepileptika und Kontrazeptiva verursacht sind. Generell verursacht ein Folsäuremangel eine Hemmung der Zellteilung im erythropoetischen System. Der Tagesbedarf wird auf 1 mg Folsäure geschätzt.

Pharmakokinetik

	ED [mg]	TD [mg]	PB [%]	BV [%]	HWZ [h]	t_{max} [h]	E
Folsäure	0,4–5	15		80–87		1,6	R

Interaktion mit der Nahrung
Da Folsäure in den grünen Blättern von Gemüse ausreichend vorhanden ist, kommen Mangelzustände äußerst selten vor; signifikante Interaktionen mit Nahrungsmitteln sind nicht beschrieben.

Einnahmeempfehlungen
Folsäuretabletten unzerkaut mit etwas Flüssigkeit zu den Mahlzeiten einnehmen.

Isotretinoin

Pharmakodynamik
Das Vitamin-A-Säure Derivat wird zur Behandlung schwerer Formen von Acne vulgaris, Acne conglobata oder Acne fulminans eingesetzt. Es kommt zu einer Verringerung der Talgproduktion und damit zu einem Rückgang der bakteriellen Besiedlung und der Comedonenbildung. Die Substanz wirkt ferner stark keratolytisch.

Pharmakokinetik

	ED [mg]	TD [mg/kg KG]	PB [%]	BV [%]	HWZ [h]	t_{max} [h]	E
Isotretinoin	10–20	0,5–2	99	60	10–30	3–4	R + B

Interaktionen mit der Nahrung
Die Resorption erfolgt bei Anwesenheit von Gallensäuren. Durch Nahrung erhöht sich die Bioverfügbarkeit um das 1,5–2fache.

Einnahmeempfehlungen
Einnahme von Isotretinoin zu den Mahlzeiten mit ausreichend Flüssigkeit. Während der Therapie mit Isotretinoin ist auf den Verzehr von Leber und Lebertran und anderen Vitamin-A-haltigen Substanzen zu verzichten. Unter der Therapie ist auf einen absoluten Empfängnisschutz zu achten (besondere Vorsichtsmaßnahmen bei der Verordnung an Frauen im gebärfähigen Alter). Unter der Therapie kommt es zu einer Austrocknung aller Haut- und Schleimhäute. Kontaktlinsen dürfen nicht getragen werden. Die volle Wirkung zeigt sich erst nach einigen Wochen, zu Beginn der Therapie kann es zu einer Verschlimmerung kommen. Ein Therapiezyklus sollte nicht mehr als 120 mg/kg KG umfassen.

Nicotinamid

Pharmakodynamik

Nicotinamid wird zur Behandlung von Nicotinamid-Mangelzuständen eingesetzt, schwerste Form ist die Pellagra („raue Haut"), Symptome sind Dermatitis (Haut und Schleimhaut), Diarrhoe und Demenz.

Der Mangel kann durch unzureichende Zufuhr von Nicotinamid oder den Vorstufen, sowie durch Malabsorption entstehen. Der tägliche Bedarf an Nicotinamid wird auf 40 mg geschätzt.

Pharmakokinetik

	ED [mg]	TD [mg]	PB [%]	BV [%]	HWZ [h]	t_{max} [m]	WE [h]	E
Nicotinamid	200	200		100	0,6–1	5–10	24	R

Interaktion mit der Nahrung

Interaktionen sind nicht bekannt.

Einnahmeempfehlungen

Tabletten werden während oder nach der Mahlzeit mit etwas Flüssigkeit eingenommen.

Phytomenadion (Vitamin K)

Pharmakodynamik

Vitamin K wird benötigt, damit in der Leber die Blutgerinnungsfaktoren II (Prothrombin), VII, IX und X gebildet werden können. Außerdem werden Vitamin K Präparate eingesetzt bei Leber- und Gallenerkrankungen, die zu einer Malabsorption von Vitamin K führen, außerdem prophylaktisch zur Vorsorge vor Hypoprothrombinämie der Neugeborenen. Des Weiteren wird Vitamin K bei Funktionsstörungen des Darmes eingesetzt, bei denen die Resorption von Fett behindert ist (Sprue u. a.). Ein zusätzliches Indikationsgebiet sind Vergiftungen mit Cumarinen.

Pharmakokinetik

	ED [mg]	TD [mg]	PB [%]	BV [%]	HWZ [h]	t_{max} [h]	WE [h]	E
Phytomenadion	2–10	20	100	50	2–26–193	4	24–48	B

Interaktion mit der Nahrung

Da Fett benötigt wird, um die fettlöslichen Vitamine im Darm aufzunehmen, sollten diese Vitamine nach dem Essen eingenommen werden. Gallensalze sind für Resorption wichtig.

Einnahmeempfehlungen

Prinzipiell muss im Bezug auf Nahrung nichts bei der Einnahme von Vitamin-K-Präparaten beachtet werden. Wie oben erwähnt, wird in der Regel allerdings der tägliche Bedarf ausreichend durch Nahrungsmittel gedeckt.

Pyridoxin (Vitamin B_6)

Pharmakodynamik
Zur Behandlung und Therapie von Vitamin-B_6-Mangelzuständen, wie zum Beispiel Haut- und Schleimhautläsionen und prämenstruellem Syndrom (PMS). Besonders auch bei Mangel-/Fehlernährung, Urikämie, diabetischer Neuropathie, Dauerhämodialyse, bei erhöhtem Bedarf, wie Schwangerschaft und Laktation sowie bei schweren fieberhaften Erkrankungen.

Pharmakokinetik

	ED [mg]	TD [mg]	PB [%]	BV [%]	HWZ [h]	t_{max} [h]	E
Pyridoxin	40–100	300	80	100	15–200		63 R

Interaktionen mit der Nahrung
Interaktionen mit der Nahrung sind nicht bekannt. Die Zufuhr kann durch die Wahl der Nahrung noch gesteigert werden. Vitamin B_6 kommt in Leber, Nieren, Sojabohnen, Getreide, Milch, Milchprodukten, Muskelfleisch, grünem Gemüse, Kartoffeln und Karotten vor.

Einnahmeempfehlungen
Bei ausreichendem Genuss oben genannter Nahrungsmittel kommt es kaum zu Vitamin-B_6-Mangelerscheinungen.

Einnahme mit oder nach den Mahlzeiten.

Retinol (Vitamin A)

Pharmakodynamik
Anwendung bei Vitamin-A-Mangelzuständen bedingt durch eine verminderte Aufnahmefähigkeit. Dies kann bei Alkoholismus, gastrointestinalen Erkrankungen (Morbus Crohn, Sprue etc.), Pankreaserkrankungen und längerer parenteraler Ernährung der Fall sein. Vitamin A ist wichtig für die Zellentwicklung und Zellregeneration.

Pharmakokinetik

	ED [mg]	TD [mg]	PB [%]	BV [%]	HWZ [d]	t_{max} [h]	WE [d]	E
Retinolpalmitat	28	69–83		100	50–100		42–145	63 R

Interaktionen mit der Nahrung
Die Resorption erfolgt bei Anwesenheit von Gallensäuren. Hauptlieferanten von Vitamin A sind Leber, Milch und Butter, daneben Fisch, Eigelb, Sahne und Käse.

Einnahmeempfehlungen
Vitamin-A-Kapseln mit ausreichend Flüssigkeit unzerkaut zu fettreicher Nahrung einnehmen. Überdosierungen sind zu vermeiden, da es zu Vergiftungserscheinungen kommen kann. Diese äußern sich in Anorexie, trockener Haut, Rhagaden und Mundtrockenheit.

Riboflavin (Vitamin B$_2$)

Pharmakodynamik
Anwendung zur Prävention und Behandlung von Vitamin-B$_2$-Mangelzuständen, die durch Ernährung nicht behoben werden können. Dies kann durch Schwangerschaft, Laktation, Fehlernährung etc. entstehen.

Pharmakokinetik

	ED [mg]	TD [mg]	PB [%]	BV [%]	HWZ [h]	t$_{max}$ [h]	E
Riboflavin	10	20			1,2		R

Interaktionen mit der Nahrung
Nicht bekannt.

Einnahmeempfehlungen
Vitamin B$_2$ mit etwas Flüssigkeit unabhängig von den Mahlzeiten einnehmen.

Thiamin (Vitamin B_1)

Pharmakodynamik
Vitamin B_1 wird zur Prävention und zur Behandlung von Vitamin-B_1-Mangelzuständen verwendet.

Diese treten auf bei Mangelernährung, Alkoholmissbrauch, diabetische Azidose, akuten Leberfunktionsstörungen, Thyreotoxikose, gesteigertem Bedarf (Schwangerschaft, Laktation etc.)

Pharmakokinetik

	ED [mg]	TD [mg]	PB [%]	BV [%]	HWZ [h]	t_{max} [h]	E
Thiamin	10–100	300		5,3	1		R

Interaktionen mit der Nahrung
Keine Interaktionen

Einnahmeempfehlungen
Thiamintabletten unzerkaut mit etwas Flüssigkeit einnehmen.

Tocopherolacetat (Vitamin E)

Pharmakodynamik
Bei Vitamin E sind keine Mangelzustände bekannt. Es wird häufig als Antioxidans eingesetzt, allerdings ohne pharmakologisch relevanten Erfolg. Laut Rote Liste wird Vitamin E bei Durchblutungsstörungen des Gehirns und des Herzens, bei Vitalitätsverlust, klimakterischen Beschwerden, Hexenschuss, Bandscheibenschaden, Wadenkrämpfen, Claudicatio intermittens sowie als Antioxidans eingesetzt.

Pharmakokinetik

	ED	TD	PB [%]	BV [%]	HWZ [h]	t_{max} [h]	E
Tocopherol	200–1000	1600					70 B

Interaktionen mit der Nahrung
Vitamin E gehört zu den fettlöslichen Vitaminen. Die Resorption wird folglich durch fettreiche Nahrung günstig beeinflusst.

Einnahmeempfehlungen
Vitamin E am besten zu den Mahlzeiten mit Flüssigkeit einnehmen. Bei sehr hohen Dosen ist an die gerinnungshemmende Wirkung von Vitamin E zu denken.

Tretinoin (Vitamin A Säure)

Pharmakodynamik
Tretinoin wird zur Induktion der Remission bei akuter Promyelozytenleukämie (APL; FAB-Klassifikation AML-M3) angewendet.

Pharmakokinetik

	ED [mg]	TD [mg]	PB [%]	BV [%]	HWZ [h]	t_{max} [h]	E [%]
Tretinoin	10	80			0,7	3	60 R, 30 B

Interaktionen mit der Nahrung
Die Resorption erfolgt bei Anwesenheit von Gallensäuren. Tretinoin wird über das Enzymsystem der CYP 450 metabolisiert. Bei gleichzeitiger Einnahme von Grapefruit und anderen Lebensmitteln, die die CYP hemmen, wird die Metabolisierung vermindert. Trotzdem wurde bisher keine Überdosierung festgestellt.

Einnahmeempfehlungen
Einnahme mit oder kurz nach den Mahlzeiten. Unter der Therapie ist auf einen absoluten Empfängnisschutz zu achten.

Zytostatika

Antiandrogene

Pharmakodynamik

Flutamid und Bicalutamid werden zur Behandlung des fortgeschrittenen, hormonabhängigen Prostatakarzinoms eingesetzt. Cyproteronacetat ist bei Männern zur palliativen Therapie des inoperablen Prostatakarzinoms und zur Triebdämpfung bei Sexualdeviationen indiziert. Bei Frauen kann Cyproteronacetat unter anderem bei schwerer Androgenisierung und schweren Formen der Akne angewendet werden.

Alle drei Arzneistoffe wirken stark antiandrogen, Cyproteronacetat zusätzlich noch gestagen und antigonadotrop, so dass die Wirkung von Androgenen am Erfolgsorgan verhindert wird.

Bicalutamid liegt als Enantiomer vor. Die antiandrogene Wirkung geht ausschließlich vom R-Enantiomer aus.

Pharmakokinetik

	ED [mg]	TD [mg]	PB [%]	BV [%]	HWZ [h]	t_{max} [h]	WE [Wo]	E
Bicalutamid	50	50	99,6**		140	31	8–12	R + B
Cyproteronacetat	10–50	300	ca. 96	88	43	3	2–24	B
Flutamid	250	750	94–96		4,4–7*	1,1–3,3*	2–4	R*

* Werte des Hauptmetaboliten Hydroxyflutamid
** R-Enantiomer

Interaktionen mit der Nahrung

Es sind keine Interaktionen mit der Nahrung beschrieben.

Bei der Einnahme von Cyproteronacetat zur Triebdämpfung sollte darauf geachtet werden, dass gleichzeitiger Genuss von Alkohol, wegen seiner enthemmenden Wirkung, eine Verminderung des triebdämpfenden Effekts zur Folge haben kann.

Einnahmeempfehlungen

Flutamid und Cyproteronacetat sollten vorzugsweise nach einer Mahlzeit eingenommen werden. Bicalutamid kann unabhängig von den Mahlzeiten verabreicht werden, möglichst immer zur gleichen Tageszeit.

Antiöstrogene

Pharmakodynamik
Tamoxifen und Toremifen sind die Mittel der Wahl zur Behandlung des hormonabhängigen Mammakarzinoms bei postmenopausalen Frauen. Tamoxifen und Toremifen sind Östrogenrezeptor-Antagonisten, was zu einer Abnahme der Zellvermehrung in östrogenabhängigen Geweben führt.

Pharmakokinetik

	ED [mg]	TD [mg]	PB [%]	BV [%]	HWZ [d]	t_{max} [h]	E
Tamoxifen	10–40	20–40*	99		7	4–7	B
Toremifen	60	60	99,5	~ 100	5	2–5	B

* Standarddosierung bei Dauertherapie 30 mg

Interaktionen mit der Nahrung
Es sind keine klinisch relevanten Wechselwirkungen mit der Nahrung bekannt.

Einnahmeempfehlungen
Tamoxifen zu den Mahlzeiten einnehmen. Eine Therapieunterbrechung sollte nicht länger als 2–3 Wochen dauern.

Aromatasehemmer

Pharmakodynamik

Die Aromatasehemmer Exemestan, Letrozol, Anastrozol und Aminoglutethimid sind Wirkstoffe zur Therapie des metastasierenden hormonabhängigen Mammakarzinoms bei postmenopausalen Frauen. Aminoglutethimid wird außerdem zur Behandlung des Cushing-Syndroms bei Tumoren der Nebenniere eingesetzt.

Letrozol, Anastrozol und Aminoglutethimid sind nichtsteroidale Aromatasehemmer mit reversibler Enzymhemmung,
Exemestan ist ein steroidaler Aromatasehemmer mit irreversibler Enzymhemmung.

Pharmakokinetik

	ED [mg]	TD [mg]	PB [%]	BV [%]	HWZ [h]	t_{max} [h]	WE [d]	WD [d]	E [%]
Aminoglutethimid	250	1000	21–25	92–98	9–15	1–4			> 90 R
Anastrozol	1	1	40	80	40–50	2	1	7	R
Exemestan	25	25	90	42	24	ca. 2	0,3–1	5–7	B + R
Letrozol	2,5	2,5	60	99,9	48		3–5		R

Interaktionen mit der Nahrung

Eine gleichzeitige Nahrungsaufnahme erhöht die Bioverfügbarkeit von Exemestan um 40 %.

Bei Letrozol und Anastrozol bewirkt eine gleichzeitige Nahrungsaufnahme lediglich eine geringfügige Verzögerung der Resorptionsgeschwindigkeit, das Ausmaß der Resorption bleibt jedoch unverändert.

Einnahmeempfehlungen

Letrozol und Anastrozol werden unabhängig von den Mahlzeiten eingenommen.

Exemestan sollte nach dem, Aminoglutethimid zum Essen eingenommen werden.

Capecitabin

Pharmakodynamik
Capecitabin ist ein orales Chemotherapeutikum zur Firstline-Therapie von metastasierendem Dickdarmkrebs. Als Prodrug wird es in der Leber und im Tumorgewebe enzymatisch zu 5-Fluorouracil (5-FU), einem Pyrimidin-Analogon, aktiviert. 5-FU hemmt die DNS-Synthese und wird zudem als falscher Baustein in die RNS eingebaut.

Pharmakokinetik

	ED [mg]	TD [mg]*	PB [%]	BV [%]	HWZ [h]	t_{max} [h]	WE [Wo]	E
Capecitabin	150–500	2500 mg/m²	54		0,6–3,2	1,5–3,4	6	R

* Dosierung erfolgt nach Körperoberfläche

Interaktionen mit der Nahrung
Eine Einnahme mit der Nahrung verringert zwar die Geschwindigkeit der Resorption von Capecitabin, hat jedoch nur einen geringen Einfluss auf die AUC. Da die momentanen Sicherheits- und Wirksamkeitsdaten auf der Einnahme zum Essen basieren, wird vom Hersteller die Einnahme mit Nahrung empfohlen.

Einnahmeempfehlungen
Capecitabin innerhalb von 30 min nach einer Mahlzeit oder direkt zu einer Mahlzeit einnehmen, im Regelfall 2 × täglich über 14 Tage, gefolgt von einer 7-tägigen Therapiepause.

Etoposid

Pharmakodynamik

Etoposid ist ein zytostatisch wirksames Podophyllotoxinderivat.

Es ist indiziert bei Bronchialkarzinomen, malignen Lymphomen, der akuten myeloischen Leukämie, Hoden- und Ovarialkarzinom, Chorionkarzinom sowie beim Karposi-Sarkom.

Etoposid wirkt durch Hemmung der DNS-Reparaturenzyme Topoisomerase II.

Pharmakokinetik

	ED [mg]	TD [mg]	PB [%]	BV [%]	HWZ [h]	t_{max} [h]	WE [Wo]	E
Etoposid	50–100	*	97	50	1–7,2	0,5–5	2–4	R

* Dosierung nach Körperoberfläche

Interaktionen mit der Nahrung

Es sind keine Interaktionen mit der Nahrung bekannt.

Einnahmeempfehlungen

Etoposid kann vor, während oder nach den Mahlzeiten mit Flüssigkeit eingenommen werden.

Fosfestrol

Pharmakodynamik
Das Östrogen Fosfestrol ist ein Zytostatikum aus der Gruppe der phosphorylierten Stilbene und wird beim metastasierenden Prostatakarzinom eingesetzt.

Fosfestrol wird durch enzymatische Abspaltung in seine zytostatisch wirksame Form überführt.

Pharmakokinetik

	ED [mg]	TD [mg]	PB [%]	BV [%]	HWZ [h]	t_{max}	E
Fosfestrol	120	720			0,1–0,5		überw. B

Interaktionen mit der Nahrung
Es sind keine Interaktionen mit der Nahrung bekannt.

Einnahmeempfehlungen
Tabletten zweckmäßig vor dem Essen mit etwas Flüssigkeit einnehmen.

Gestagene

Pharmakodynamik

Megestrol und Medroxyprogesteron sind bei der palliativen Behandlung hormonabhängiger, fortgeschrittener Mamma- und Endometriumkarzinome angezeigt. Sie senken den Östrogenspiegel indem sie die Bildung von Östrogenrezeptoren vermindern, die Östrogenproduktion hemmen und den Östrogenabbau fördern. Medroxyprogesteronacetat wird in niedriger Dosierung bei postmenopausalen Beschwerden eingesetzt.

Pharmakokinetik

	ED [mg]	TD [mg]	PB [%]	BV [%]	HWZ [h]	t_{max} [h]	E
Medroxyprogesteron	100–500	1000	93–95	0,6–10	30–60	2–4	R
Megestrol	40–320				15–20	2–3	R

Interaktionen mit der Nahrung

Wird Medroxyprogesteron gemeinsam mit Nahrung eingenommen, so verdoppelt sich die C_{max}, und die AUC steigt um 20%-30% an.

Einnahmeempfehlungen

Megestrol und Medroxyprogesteron nach den Mahlzeiten mit etwas Flüssigkeit einnehmen. Die TD kann auf 1–3 Gaben verteilt werden.

Idarubicin

Pharmakodynamik
Idarubicin ist ein zytostatisch wirksames Antibiotikum aus der Gruppe der Anthracycline. Es wird eingesetzt zur Induktionstherapie der akuten myeloischen Leukämien. Idarubicin bindet durch Interkalation an die DNA und inhibiert so die Topoisomerase II.

Pharmakokinetik

	ED [mg]	TD [mg]	PB [%]	BV [%]	HWZ [h]	t_{max}	E
Idarubicin	5–25	*	97	18–39[+]	10–35	1–9	B

* Dosierung nach Körperoberfäche
[+] große individuelle Schwankungen.

Interaktionen mit der Nahrung
Die Einnahme von Nahrung hat laut Hersteller keinen Einfluss auf die Resorption von Idarubicin.

Einnahmeempfehlungen
Idarubicin gleichzeitig mit einer leichten Mahlzeit einnehmen. Die Kapseln sollten unzerkaut mit Wasser eingenommen und dürfen weder gelutscht oder gekaut noch zerbissen werden.

Lomustin

Pharmakodynamik

Lomustin ist ein zytostatisch wirksames Nitrosoharnstoffderivat aus der Gruppe der Alkylantien.

Es wird eingesetzt bei Morbus Hodgkin, Bronchialkarzinom, zur palliativen Therapie von Tumoren und ist Bestandteil verschiedener Kombinations-Chemotherapieschemata.

Der Wirkmechanismus beruht auf einer Alkylierung von DNS, RNS und Proteinen sowie einer Hemmung der Repair-Mechanismen.

Pharmakokinetik

	ED [mg]	TD [mg]	PB [%]	BV [%]	HWZ [h]	t_{max}	E
Lomustin	40	*			mehrphasisch	1–4	R

* Dosierung nach Körperoberfläche

Interaktionen mit der Nahrung

Es sind keine Interaktionen mit der Nahrung beschrieben.

Einnahmeempfehlungen

Laut Hersteller sollte Lomustin möglichst abends vor dem Schlafengehen oder 3 h nach einer Mahlzeit mit viel Wasser eingenommen werden.

Methotrexat (MTX)

Pharmakodynamik
Methotrexat ist ein Zytostatikum aus der Gruppe der Antimetabolite.

Es ist unter anderem indiziert bei der akuten lymphatischen Leukämie, Mammakarzinom, Tumoren im Kopf- und Halsbereich, ZNS-Tumoren und zur Immunsuppression bei Autoimmunerkrankungen (z. B. therapieresistente Psoriasis vulgaris und Basistherapie bei Rheuma).

Methotrexat ist ein Folsäureantagonist. Es hemmt kompetitiv das Enzym Dihydrofolat-Reduktase und inhibiert damit die DNS- und RNS-Synthese.

Pharmakokinetik

	ED [mg]	TD [mg]	PB [%]	BV [%]	HWZ [h]	t_{max}	WE [d]	E
Methotrexat	2,5–10	30 mg/Woche	ca. 50	100	*	0,67–4	7–20	R

* triphasischer Verlauf 0,75 h, 2–3,5 h und 27 h

Interaktionen mit der Nahrung
Für Methotrexat sind keine Interaktionen mit der Nahrung beschrieben.

Wegen der potentiell lebertoxischen Wirkung von Methotrexat sollte allerdings während der Therapie auf regelmäßigen Alkoholkonsum verzichtet werden.

Einnahmeempfehlungen
Einnahme zwischen den Mahlzeiten.

Procarbazin

Pharmakodynamik

Procarbazin ist ein Zytostatikum aus der Gruppe der Alkylantien und wird im Körper zu Azoprocarbazin oxidiert. Procarbazin ist bei Morbus Hodgkin und Non-Hodgkin-Lymphomen indiziert.

Der Wirkmechanismus beruht auf einer kovalenten DNS-Bindung, DNS-Einzelstrangbrüchen und einer Hemmung der Translation und Transkription.

Pharmakokinetik

	ED [mg]	TD [mg]	PB [%]	BV [%]	HWZ [h]	t_{max} [h]	E
Procarbazin	*			100	0,2	1	R

* Dosierung erfolgt nach Körperoberfläche

Interaktionen mit der Nahrung

Procarbazin kann bei gleichzeitigem Genuss von Alkohol zu einer disulfiramartigen Wirkung führen (Flush-Symptomatik mit Tachykardie, Schweißausbruch etc.).

Außerdem tyraminhaltige Nahrungsmittel und Medikamente, die durch die Monoaminoxidase verstoffwechselt werden, während der Zeit der Einnahme von Procarbazin meiden.

Einnahmeempfehlungen

Bei schweren Schluckbeschwerden kann der Inhalt der Kapsel mit Zuckersirup oder Haferschleim vermischt verabreicht werden.

Stickstofflost – Analoga

Pharmakodynamik

Chlorambucil (CBL), Trofosfamid, Busulfan, Melphalan und Cyclophosphamid (CTX) sind Zytostatika aus der Gruppe der Alkylantien, deren Wirkmechanismus auf einer Interaktion mit der DNS beruht.

CBL und CTX werden vor allem eingesetzt bei der chronisch lymphatischen Leukämie, bestimmten Non-Hodgkin-Lymphomen, Morbus Hodgkin, Waldenström Makroglobulinämie, Ovarialkarzinom und bei bestimmten Patientinnen mit Mammakarzinom.

Cyclophosphamid wird außerdem zur Immunsuppression bei Autoimmunerkrankungen, sowie bei der Organ- und Knochenmarkstransplantation angewendet.

Trofosfamid wird zur Erhaltungstherapie bei malignen Hämoblastosen und soliden Tumoren eingesetzt.

Busulfan wird bei Polycythaemia vera und zur palliativen Behandlung in der chronischen Phase der chronisch myeloischen Leukämie angewendet.

Melphalan ist indiziert beim multiplen Myelom-, Ovarial- und Mammakarzinom.

Pharmakokinetik

	ED [mg]	TD [mg]	PB [%]	BV [%]	HWZ [h]	t_{max} [h]	WE [Wo]	WD [d]	E
Busulfan	2	+	2,7–14	variabel	2,2–3,2	0,5–2	12–20		R
Chlorambucil	2–5	+		70–80	0,8–1,8	0,25–2			R
Cyclophosphamid	50	+	24	ca. 90	4–7		1–3	7–14	R
Melphalan	2–5	+	60–90	20–90*	0,5–1,5		4–12		R
Temozolomid	5–250	+	15	96–100	2	ca. 0,34	8–53		R
Trofosfamid	50	+			1,5	2	8–12		R

* Resorption und Bioverfügbarkeit, HWZ und C_{max} sind individuell sehr unterschiedlich.
+ individuelle Dosierung nach Körpergewicht und Therapie

Interaktionen mit der Nahrung
Für Cyclophosphamid, Busulfan und Trofosfamid sind keine Interaktionen mit der Nahrung beschrieben.

Die Resorption von Melphalan, Chlorambucil und Temozolomid wird bei einer Einnahme unmittelbar vor einer Mahlzeit verzögert und auch verringert. Eine Nüchterneinnahme ist deshalb zu empfehlen.

Einnahmeempfehlungen
Einnahme von Cyclophosphamid, Busulfan und Trofosfamid morgens; vor, während und unmittelbar nach der Gabe sollte eine ausreichende Menge Flüssigkeit aufgenommen werden. Auf eine regelmäßige Blasenentleerung ist zu achten. Melphalan, Chlorambucil und Temozolomid sollten mindestens 30 min vor einer Mahlzeit eingenommen werden.

Testolacton

Pharmakodynamik

Testolacton ist ein Testosteron-Derivat, das als Zytostatikum beim fortgeschrittenen Mammakarzinom eingesetzt wird. Seine Wirkung beruht auf einer Aktivitätshemmung der Steroid-Aromatase, die zu einer Hemmung der Östrogenbildung führt.

Pharmakokinetik

	ED [mg]	TD [mg]	PB [%]	BV [%]	HWZ [h]	t_{max}	E
Testolacton	50						R

Interaktionen mit der Nahrung

Keine bekannt.

Einnahmeempfehlungen

Es sind keine speziellen Einnahmeempfehlungen vorhanden; die Therapie sollte mindestens 3 Monate lang durchgeführt werden.

Treosulfan

Pharmakodynamik
Treosulfan ist ein Zytostatikum aus der Gruppe der Alkylantien, das zur palliativen Therapie des fortgeschrittenen Ovarialkarzinoms nach Versagen platinhaltiger Standardtherapien verwendet wird.

Es wird unter physiologischen Bedingungen zu Diepoxibutan umgewandelt und reagiert so mit nukleophilen Zentren der DNS.

Pharmakokinetik

	ED [mg]	TD [mg]	PB [%]	BV [%]	HWZ [h]	t_{max}	E
Treosulfan	250	*			1,5–1,8		R

* Dosierung nach Körperoberfläche

Interaktionen mit der Nahrung
Es sind keine Wechselwirkungen mit der Nahrung bekannt.

Einnahmeempfehlungen
Kapseln unzerkaut mit ausreichend Flüssigkeit einnehmen.

Teil II

Interagierende Nahrungsmittelgruppen

Alkohol

Alkoholhaltige Getränke unterscheiden sich meist stark in ihrem Gehalt an Ethanol und anderen Begleitstoffen. Folglich sind die Interaktionen sehr unterschiedlich ausgeprägt.

Art der Interaktionen
Ethanol beschleunigt die Resorption schwach hydrophiler Arzneimittel, da er die Magenentleerung verzögert und die Magensäuresekretion steigert. Darüber hinaus steigert er die Membranpermeabilität im GIT und die gastrointestinale Resorption. Bei einmaligem Alkoholkonsum wird der Arzneimittelmetabolismus in der Leber gehemmt, während chronischer Alkoholkonsum den Metabolismus durch Enzymduktion steigern kann. Langfristiger Alkoholkonsum führt allerdings über eine Schädigung des Leberparenchyms zu einem verzögerten Arzneimittelmetabolismus.

Betroffene Arzneimittel (Beispiele)
Verstärkung der Wirkung: Chloralhydrat, Benzodiazepine, Glyceroltrinitrat, ISDN, Clonidin, Methyldopa, Phenytoin, Sulfonylharnstoffe, Barbiturate, Antihypertonika, Antidepressiva, H1-Blocker, Muskelrelaxanantien, Neuroleptika, MCP, Cumavine. Allgemein kommt es vor allem zu einer Verstärkung zentral dämpfender Wirkungen (Müdigkeit etc.)

Abschwächung der Wirkung: Isoniazid, Primidon, Doxycyclin, Chinidin.

Verstärkung der Nebenwirkung: Antitussiva, Bromocriptin, MAO-Hemmer, Neuroleptika, Methotrexat, Trizyklische Antidepressiva, H_1-Antihistamika, Valproinsäure, Metform, Morphin, Ibuprofen, Salicylsäurederivate, saure Analgetika, Paracetamol.

Vermeidung der Interaktionen
Der Patient sollte auf den Genuss größerer Mengen Ethanol verzichten.

Ballaststoffe

Ballaststoffe beinhalten alle nicht resorbierbaren Kohlenhydrate, in der Regel Polysaccharide wie Cellulosen, Hemicellulosen, Chitine.

Art der Interaktionen
Ballaststoffe können durch Ionenaustausch oder Adsorption die Bioverfügbarkeit von Arzneistoffen beeinflussen, im Regelfall vermindern.

Betroffene Arzneistoffe (Beispiele)
Mineralstoffe, Vitamine, Paracetamol, Amoxicillin, Penicillin, Trimethoprim, Doxepin, Desipramin, Levothyroxin, Lincomycin.

Vermeidung der Interaktionen
Die Einnahme sollte möglichst durch einen zweistündigen Einnahmeabstand getrennt werden. Dabei gilt: Zuerst das stärker wirksame Arzneimittel einnehmen.

Chininhaltige Limonaden

Chinin wird als Bitterstoff verschiedenen Limonaden wie „Bitter Lemon" oder „Tonic Water" zugesetzt. Im Regelfall enthalten die Getränke nur sehr geringe Mengen des Chinins.

Art der Interaktionen
Der genaue Wirkmechanismus ist nicht bekannt.

Betroffene Arzneistoffe
Digoxin, Digitoxin, Muskelrelaxantien, orale Gerinnungshemmer (z.B. Warfarin)

Verstärkung der Wirkung
Die gleichzeitige Einnahme mit Digitalis (Digoxin, Digitoxin), Muskelrelaxantien sowie oralen Antikoagulantien kann zu einer Wirkungsverstärkung führen. Chinin hemmt die Synthese von Vitamin K-abhängigen Gerinnungsfaktoren. Ferner kann Chinin zu erhöhten Plasmaspiegeln von oralen Antikoagulantien (z.B. Warfarin) führen.

Vermeidung der Interaktionen
Der Patient sollte auf den Genuss der Getränke unter der Therapie verzichten.

Eiweiß

Eiweiße sind Polypeptide, die im Darm durch Proteasen des Pankreas zu Aminosäuren gespalten werden.

Art der Interaktionen

Die Aminosäuren werden carriervermittelt resorbiert. Arzneistoffe, die ihnen verwandt sind, nutzen die gleichen Carrier. Bei gleichzeitiger Nahrungszufuhr verdrängen die Aminosäuren die Arzneistoffe von den Bindungsstellen. Eiweiße (Milchprodukte) führen zu einer Alkalisierung des Magensaftes. Dadurch kann es möglicherweise zu einer Auflösung von magensaftresistent überzogenen Arzneiformen kommen. Durch Eiweiße können ferner Arzneistoffe gebunden und dadurch ihre Bioverfügbarkeit verringert werden.

Betroffene Arzneistoffe (Beispiele)

L-Dopa, magensaftresistente Arzneiformen, Sulfonamide, Antikoagulantien, Digitoxin, Eisen, Methydopa.

Vermeidung der Interaktionen

Betroffene Arzneimittel nicht mit der Nahrung einnehmen, zumindestens nicht mit proteinreicher Nahrung.

Fett

Fette werden im Darm durch Lipasen des Pankreas zu Fettsäuren und Glycerin gespalten.

Art der Interaktionen
Fette sind lipophil und sie erhöhen damit die Löslichkeit und die Bioverfügbarkeit von lipophilen Substanzen. Fette regen daneben die Gallensäureproduktion an, wodurch lipophile Stoffe besser resorbiert werden. Andere Arzneistoffe können verstärkt Komplexe mit den Gallensäuren bilden, wodurch ihre Bioverfügbarkeit verringert wird.

Betroffene Arzneistoffe (Beispiele)
Tocopherolacetat (Vitamin E), Retinol (Vitamin A) und Vitamin-A-Säurederivate (Isotretinoin), Calciferol und Derivate (Vitamin D), Griseofulvin, Albendazol.

Vermeidung der Interaktionen
Um eine ausreichende Resorption der Arzneistoffe sicherzustellen, sollten diese zusammen mit der Nahrung, am besten mit fettreicher Nahrung eingenommen werden. Bei Arzneimitteln mit geringer therapeutischer Breite ist dabei aber auf immer gleiche Einnahmebedingungen Wert zu legen.

Fruchtsäfte

Fruchtsäfte enthalten in der Regel Zitronensäure bzw. Zitronensaft.

Art der Interaktionen
Die in den Fruchtsäften enthaltenen Citrate können mit verschiedenen Metallkationen schwerlösliche Salze bilden oder aber durch Komplexbildung deren Resorption fördern. Ferner kann die enthaltene Fruchtsäure zu einer Resorptionsförderung oder -hemmung von einzelnen Arzneimitteln führen (vgl. Saure Getränke).

Betroffene Arzneistoffe (Beispiele)

Verstärkung der Wirkung
Aluminiumionen aus Antazida oder Phosphatbindern werden durch Citrate in den Körper verstärkt aufgenommen, was bei dialysepflichtigen Nierenkranken zu einem gefährlichen Anstieg des Aluminiumspiegels führen kann (Intoxikation).

Vermeidung der Interaktionen
Keine Einnahme der Arzneimittel im betroffenen Personenkreis mit Fruchtsäften.

Gallensäuren

Die Gallenflüssigkeit enthält Gallensäuren wie Cholsäure, Taurocholsäure etc. Diese werden in der Leber aus Cholesterol gebildet.

Art der Interaktionen
Gallensäuren bilden mit einigen Arzneistoffen schwer lösliche Komplexe. Bei anderen Arzneistoffen fördern sie die Resorption durch Emulgierung.

Betroffene Arzneistoffe (Beispiele)
Erhöhung der Bioverfügbarkeit: Griseofulvin, Acitretin, Isotretinoin, Albendazol.

Vermeidung der Interaktionen
Eine vollständige Vermeidung der Komplexbildung ist nicht möglich. Die Einnahme sollte nach Möglichkeit nicht mit der Nahrung, insbesondere sehr fettreicher Nahrung erfolgen, die die Gallensäureproduktion anregen.

Arzneistoffe, deren Bioverfügbarkeit durch Gallensäuren erhöht wird, sollten gezielt zum Essen, vorzugsweise mit einer fettreichen Mahlzeit, eingenommen werden.

Grapefruit

Die Grapefruit ist reich an Flavonoiden, insbesondere an Naringenin bzw. Naringin.

Art der Interaktionen
Das im Grapefruitsaft enthaltene Flavonoid Naringenin hemmt in der Darmmucosa das Enzym Cytochrom P 450 (CYP 3A4, CYP 1A2 und CYP 2A6 sowie eine Dehydrogenase), so dass Arzneistoffe, die dort einer Metabolisierung unterliegen, verlangsamt abgebaut werden und deren Bioverfügbarkeit deutlich erhöht ist. Die Enzyme der P 450-Familie der Leber sind nur gering betroffen. Der Effekt hält länger als einen Tag an.

Betroffene Arzneistoffe (Beispiele)
Dihydropyridine (Amlodipin, Nifedipin, Nimodipin, Nisoldipin, Nitrendepin, Felodipin), Terfenadin, Midazolam, Triazolam, Ciclosporin, Chinidin, Coffein, Diltiazem, Saquinavir, Estradiol, Lovastatin, Tacrolimus, Sirolimus, Everolimus, Diazepam, Terfenadin, Simvastatin, Lovastatin.

Vermeidung der Interaktionen
Unter der Therapie mit den genannten Arzneimitteln sollte auf den Genuss von Grapefruitsaft ganz verzichtet werden. Von anderen Zitrusfrüchten ist diese Interaktion nicht bekannt.

Kaffee

Im Kaffee sind hauptsächlich zwei Bestandteile von Bedeutung: das Coffein und die Gerbstoffe.

Art der Interaktionen
Coffein hat zum einen eine pharmakologische Wirkung, zum anderen wird es im Körper wie andere Arzneistoffe verstoffwechselt.

Die Gerbstoffe neigen dazu mit einigen Arzneistoffen Komplexe und Einschlussverbindungen zu bilden, wodurch deren Löslichkeit und damit deren Bioverfügbarkeit vermindert wird.

Betroffene Arzneistoffe (Beispiele)
Coffein: Gyrasehemmer, Xanthine.
Gerbstoffe: Antidepressiva, Mineralstoffe.

Vermeidung der Interaktionen
Auf den Genuss von Kaffee sollte unter einer Therapie mit den betroffenen Arzneistoffen verzichtet bzw. die Kaffeemenge reduziert werden.

Resorbierbare Kohlenhydrate

Resorbierbare Kohlenhydrate sind Mono-, Di-, Oligo- und Polysaccharide, die vom Körper bzw. von körpereigenen Enzymen gespalten und resorbiert werden können. In erster Linie handelt es sich um Glucose, Fructose, Lactose, Maltose sowie Stärke.

Art der Interaktionen
Wechselwirkungen sind in erster Linie bei Arzneistoffen, die in den Kohlenhydratstoffwechsel eingreifen, zu erwarten. Durch Hemmstoffe der kohlenhydratespaltenden Enzyme werden GIT-Nebenwirkungen in Folge verstärkten bakteriellen Abbaus im Dickdarm erhöht.

Betroffene Arzneistoffe
Acarbose, Miglitol.

Vermeidung der Interaktionen
Kohlenhydratanteil in der Nahrung reduzieren.

Milch und Milchprodukte

Milch ist eine O/W Emulsion, die u.a. viel Calciumlactat enthält.

Art der Interaktionen
Durch ihren Gehalt an Calciumionen interagiert Milch mit Arzneistoffen, die mit diesem Kation Komplexe oder schwerlösliche Verbindungen bilden. Milch kann zu einer Alkalisierung des Magensaftes führen. Dadurch können magensaftresistent überzogene Arzneiformen beschleunigt aufgelöst werden.

Betroffene Arzneistoffe (Beispiele)
Komplexbildung: Tetracycline, Gyrasehemmer, Biphosphonate, Estramustin
Schwer lösliche Verbindungen: Natriumfluorid
Vorzeitiger Zerfall: magensaftresistent überzogene Arzneiformen

Vermeidung der Interaktionen
Die genannten Arzneistoffe sollten nicht direkt mit Milch eingenommen werden. Ein zweistündiger Einnahmeabstand reicht um die Interaktion zu vermeiden.

Ω-3-Fettsäuren

Ω-3-Fettsäuren sind natürliche Bestandteile von Fetten, die bei der Verdauung aus diesen freigesetzt werden. Zum anderen werden sie aber auch im Rahmen von Nahrungsergänzungsmitteln gezielt zugeführt.

Art der Interaktionen
Durch Kombination mit Ω-3-Fettsäuren werden manche Arzneistoffe bevorzugt resorbiert und die Bioverfügbarkeit wird erhöht.

Betroffene Arzneistoffe
Ciclosporin A

Vermeidung der Interaktionen
Nur wenn eine gleichzeitige Einnahme mit Ω-3-Fettsäuren sichergestellt ist, sollte diese Interaktion gezielt ausgenutzt werden.

Saure Getränke

In erster Linie sind Limonaden (Cola-Getränke) und Fruchtsäfte mit einem hohen Anteil an Fruchtsäuren etc. zu erwähnen.

Art der Interaktionen
Basische Pharmaka werden durch saure Getränke besser in Lösung gebracht (Protonierung), Säuren dagegen ausgefällt. Da die Pharmaka den viel saureren Magen-pH passieren müssen, ist der Einfluss nur von geringer Bedeutung.

Betroffene Arzneistoffe
Steigerung der Bioverfügbarkeit von Itraconazol und Ketoconazol durch Einnahme mit Coca Cola.

Vermeidung der Interaktionen
Basische Pharmaka sollten mit sauren Getränken eingenommen werden, bei sauren Pharmaka sollte auf diese verzichtet werden.

Tabakprodukte

Nicotin, Teer, Kondensat, Aromaten (Benzo[a]pyvin)

Art der Interaktionen
Nicotin führt zu einem Anstieg der Aktivität des Cytochrom P 450 1A2-Isoenzyms (CYP 1A2). Dadurch werden einige Arzneistoffe beschleunigt metabolisiert, insbesondere jene, die überwiegend über CYP 1A2 metabolisiert werden.

Betroffene Arzneistoffe (Beispiele)
Theophyllin, Tacrin, Clozapin sind besonders betroffen. Imipramin, Olanzapin, Clomipramin, Fluvoxamin, Flecainid, Pentazocin werden ebenfalls beeinflusst.

Vermeidung der Interaktionen
Kein Genuss von Zigaretten und anderen Tabakprodukten. Gegebenenfalls Dosis anpassen.

Tee und gerbstoffhaltige Nahrungsmittel

Art der Interaktionen
Die im Schwarztee und im Grünen Tee enthalten Gerbstoffe können mit Arzneistoffen Komplexe bilden, die dann zu einer schlechteren Resorption, d.h. Verzögerung der Resorption und/oder Verringerung der Bioverfügbarkeit führen können.

Betroffene Arzneistoffe (Beispiele)
Mineralstoffe, insbesondere Eisensalze, Neuroleptika (Fluphenazin, Haloperidol), Maprotilin.

Vermeidung der Interaktionen
Die betroffenen Arzneistoffe nicht mit Schwarztee oder Grüntee einnehmen.

Tyramin

Tyramin ist Bestandteil von Käse und anderen Milchprodukten.

Art der Interaktionen
Tyraminreiche Nahrungsmittel können in Kombination mit unspezifischen MAO-Hemmern zu Blutdruckkrisen führen (verlangsamter Abbau der Monoaminoxidase).

Betroffene Arzneistoffe
Tranylcypromin

Vermeidung der Interaktionen
Unter der Therapie mit Tranylcypromin sollte auf den Genuss dieser Lebensmittel verzichtet werden.

Wasser/Flüssigkeiten

Art der Interaktionen
Die Aufnahme eines Arzneimittels folgt meist den Gesetzen der Diffusion. Große Flüssigkeitsmengen stellen eine gute Auflösung des Arzneimittels sicher, so dass die Ausbreitung des Arzneimittels über größere Resorptionsflächen möglich ist. Ferner beugt eine ausreichende Flüssigkeitsmenge dem Hängenbleiben der Arzneiform in der Speiseröhre vor.

Arzneimittel
Betrifft grundsätzlich alle wasserlöslichen Arzneistoffe

Vermeidung der Interaktionen
Die Interaktion ist durchaus erwünscht.

Literatur

ABDA-Datenbank

Ammon H.P.T. et al. (2000) Antidiabetika, 2. Auflage, Wissenschaftliche Verlagsgesellschaft mbH, Stuttgart

Bircher J., Sommer W. (1999) Klinisch-pharmakologische Datensammlung, 2. Auflage, Wissenschaftliche Verlagsgesellschaft mbH, Stuttgart

Bracher et al. (2005) Arzneibuch-Kommentar, Grundwerk mit 22 Lfg., Wissenschaftliche Verlagsgesellschaft mbH, Stuttgart

DAZ-Beilage: Neue Arzneimittel 2002–2005, Wissenschaftliche Verlagsgesellschaft mbH, Stuttgart

DRUGDEX® Arzneimittel-Information (2005), Wissenschaftliche Verlagsgesellschaft mbH, Stuttgart

Fachinformationen der Arzneimittelhersteller 2005

Lemmer B. (2004) Chronopharmakologie, 3. Aufl., Wissenschaftliche Verlagsgesellschaft mbH, Stuttgart

Lauritzen Ch., Geiger P. (1997) Weibliche Sexualhormone (Hormonale Kontrazeptiva), Schriftreihe der Bayerischen Landesapothekerkammer, Heft 55

Merkus F.W.H.M. (1984) Arzneimittel vor, während oder nach der Mahlzeit? Ein Leitfaden für Ärzte und Apotheker, Wissenschaftliche Verlagsgesellschaft mbH, Stuttgart

Mutschler E. et al. (2001) Arzneimittelwirkungen, 8. Auflage, Wissenschaftliche Verlagsgesellschaft mbH, Stuttgart

Rote Liste 2005, Editio Cantor Verlag, Aulendorf

Wunderer H. (2000): Arzneimittel richtig einnehmen, 2. Auflage, Govi-Verlag, Eschborn

Sachregister

A

Abacavir 275–276
Abführmittel 200
Abkürzungen 3
Absorption 4
Acarbose 83
Acebutolol 133
Aceclofenac 15
ACE-Hemmer 128
Acemetacin 17
Acenocoumarol 143
Acetazolamid 173
Acetylcholinesterasehemmer 11
Acetylcystein 157
β-Acetyldigoxin 196–197
Acetylsalicylsäure 12–13
Aciclovir 267
Acitretin 279
Adefovirdipivoxil 268
Aescin 161
Albendazol 39
Aldosteronantagonisten 172
Alendronat 233
Alfacalcidol 280
Alfuzosin 131
Alfuzosin-HCl 131
Alginate 93
Alkohol 315
Allopurinol 181
Almotriptan 211
Aloin 201
Alphablocker 131
Alprazolam 184
Alprenolol 133
Aluminiumhydroxid 35
Aluminium-Magnesium-Silikat 35
Aluminiumoxid 35, 97
Aluminiumphosphat 35
Alzheimertherapeutika 11
Amantadin 155, 269
Ambroxol 158
Amfepramon 30
Amilorid 174
Aminoglutethimid 299
Amiodaron 45
Amisulprid 232
Amitriptylin 104–105
Amlodipin 136–137
Amoxicillin 68–70
Amphebutamon 239
Amphepramon 30
Amphotericin B 148
Ampicillin 68, 70
Amprenavir 273–274
Amylase 179
α-Amylase-Hemmer 83
Analeptika 29
Analgetika 12
Anastrozol 299
Androgene 244
Angiotensin II-Rezeptorantagonisten 130
Anorektika 29
Antazida 35
–, aluminiumfreie 37
–, aluminiumhaltige 35
Anthelminthika 39
Anthrachinone 201
Antiandrogene 296
Antiarrhythmika 45

Antiasthmatika 164
Antibiotika 50
Antidementiva 78
Antidepressiva 98
Antidiabetika 83
Antidiarrhoika 90
Antidote 96
Antiemetika 106
Antiepileptika 114
Antiexsudativa 161
Antigestagene 245
H_1-Antihistaminika 42, 111, 187
H_2-Antihistaminika 259
Antikoagulantien 141, 143
Antimykotika 145
Antiöstrogene 246, 298
Antiparkinsonmittel 150
Antipyretika 12
Antirheumatika 12
Antitussiva 157, 159
Antivarikosa 161
Antivertiginosa 106
Anxiolytika 163
Apomorphin 263
Aprepitant 106
Aripiprazol 228
Aromatasehemmer 299
Arzneiformen, magensaftresistente
–, Einnahme 7
–, Einnahmeempfehlungen 7
–, Magenpassage 7
–, Verweildauer im Magen 7
Arzneiformen, monolithische 7
–, Einnahmeempfehlungen 7
–, Magenpassage 7
Arzneiformen, retardierte
–, Einnahmeempfehlungen 8
Ascorbinsäure 281

ASS 12–13
Astemizol 43
AT1-Blocker 130
Atazanavir 273–274
Atenolol 133–134
Atomoxetin 103
Atorvastatin 207
Atovaquon 50
Atropin 252
atypische Neuroleptika 228
Azalide 60
Azathioprin 190
Azelastin 42, 44
Azidocillin 68–69
Azithromycin 60–62
Azolderivate 145
Azosemid 175

B

Baclofen 219
Ballaststoffe 316
Bambuterol 164
Bamipin 42
Barbiturate 114
Benazepril 128–129
Benperidol 226
Benserazid 154
Benzbromaron 183
Benzocain 48
Betablocker 133
Betahistin 107
Betamethason 170
Bezafibrat 206
Bicalutamid 296–297
Biguanide 85
Biperiden 150
Biphosphonate 233
Bis(L-histidinato)zink 218

Bisacodyl 200
Bisoprolol 133–134
Bosentan 135
Breitspektrumantibiotika 51, 56
Brivudin 270
Bromazepam 184
Bromelain 179
Bromhexin 158
Broncholytika 164
Brotizolam 184
Budipin 151
Bumetanid 175
Bunazosin 131
Buprenorphin 19–20
Busulfan 308–309
N-Butylscopolamin 255
Butyrophenone 226

C

Calcifediol 282
Calcitriol 283
Calcium 212
Calciumacetat 97, 212
Calciumaspartat 212
Calciumcarbonat 37, 97, 212
Calciumcitrat 212
Calciumglucomat 212
Calciumlactat 212
Candesartan 130
Capecitabin 300
Captopril 128–129
Carbamazepin 115
Carbidopa 154
Carbimazol 243
Carboanhydratasehemmer 173
Carbocistein 157
Carmellose 93
Carminativa 167
Carvedilol 133–134
Catechol-O-Methyl-Transferase-Hemmer 152
Cefaclor 51–52
Cefadroxil 51
Cefalexin 52
Cefetametpivoxil 51
Cefpodoximproxetil 51–52
Ceftibuten 51–52
Cefuroximaxetil 51
Celecoxib 14
Celiprolol 133–134
Cephalosporine 51
Cephalosporin-Prodrugs 52
Cerivastatin 207
Cetirizin 42–44
Chemotherapeutika 50
Chenodesoxycholsäure 168
Chinidin 46
Chinin 46
chininhaltige Limonaden 317
Chloralhydrat 186
Chlorambucil 308–309
Chloramphenicol 53
Chlordiazepoxid 184
Chlormadinon 248
Chloroquin 63
Chlorothiazid 176
Chlorprothixen 230
Chlortalidon 176
Cholagoga 168
Chronopharmakodynamik 6
Chronopharmakokinetik 6
Chronopharmakologie 5–6
Chymotrypsin 179
Ciclosporin 191
Cilazapril 128–129
Cimetidin 259

Cinacalcet 240
Cinnarizin 78
Ciprofloxacin 56–57
Citalopram 101–102
Clarithromycin 60, 62
Clavulansäure 70
Clemastin 42–43
Clenbuterol 164
Clindamycin 59
Clobazam 184
Clobutinol 159
Clodronat 233
Clodronsäure 233
Clofibrat 206
Clomifen 246
Clomipramin 104
Clonazepam 184
Clonidin 140
Clopidogrel 142
Clozapin 228
Codein 19, 21
Coffein 29
Colchicin 182
Corticoide 169
COX-2-Hemmer 14
Coxibe 14
CSE-Hemmer 207
Cyanocobalamin 284
Cyclophosphamid 308–309
Cyproteronacetat 296–297

D

Dantrolen 220
Darifenacin 264
Deflazacort 170
Desloratadin 42, 44
Desmopressin 189
Desogestrel 248
Dexamethason 170
Dexchlorpheniramin 42
Dexibuprofen 25
Dexketoprofen 25
Dextrometorphan 159
Diaminobenzylpyrimidine 54
Diazepam 184
Dibenzepin 104
Diclofenac 15
Diclofenac-Colestyramin-Zubereitungen 15
Didanosin 275–276
Dienogest 248
Digitoxin 196–197
Digoxin 196–197
Dihydrocodein 19–20, 159
Dihydroergotamin 209
Dihydroergotoxin 209
Dihydropyridine 136
Dihydrotachysterol 285
Dimenhydrinat 108
Dimercaptopropansulfonsäure 96
Dimethicon 167
Dimetinden 42
Diphenhydramin 108, 187
Dipyridamol 141
Distigminbromid 254
Diuretika 172
–, Kalium sparende 174
DMPS 96
Dolasetron 113
Domperidon 109
Donepezil 11
Dopadecarboxylasehemmer 154
Doxazosin 131
Doxepin 104–105
Doxycyclin 74–75
Doxylamin 187

Drofenin 253
Dronabinol 110
Dropropizin 159
Drospirenon 248
Duloxetin 266
Dutasterid 247

E

Ebastin 42
Efavirenz 277
Einnahmehinweise, allgemeine 7
Eisen 213
Eisen(II)aspartat 213
Eisen(II)chlorid 213
Eisen(II)fumarat 213
Eisen(II)gluconat 213
Eisen(II)glycinsulfat 213
Eisen(II)sulfat 213
Eisenhydroxid 213
Eiweiß 318
Eletriptan 211
Elimination 5
Emtricitabin 275–276
Enalapril 128–129
Enoxacin 56
Entacapon 152
Enzyminhibitoren 177
Enzympräparate 179
Ephedrin 30
Eplerenon 172
Eprosartan 130
Ergotamin 209
Erythromycin 60–62
Escitalopram 101–102
Esomeprazol 262
Estradiolvalerat 250
Etacrynsäure 175
Ethambutol 55

Ethinylestradiol 250
Ethosuximid 122
Etidronat 234
Etidronsäure 233
Etilefrin 258
Etofibrat 206
Etofyllinclofibrat 206
Etoposid 301
Etoricoxib 14
Everolimus 193
Exemestan 299
Expektorantia 157
Ezetimib 205

F

Famciclovir 267
Famotidin 259
Felodipin 136
Fenofibrat 206
Fenoterol 164
Fentanyl 19–20
Fett 319
Fexofenadin 42, 44
Fibrate 206
Finasterid 247
Fleroxacin 56
Flohsamen 202
Flucloxacillin 68–69
Fluconazol 145
Flucortolon 170
Fludrocortison 171
Flunitrazepam 184
Fluoridpräparate 235
Fluoxetin 101–102
Fluphenazin 230–231
Flupirtin 16
Flutamid 296–297
Fluvastatin 207

Fluvoxamin 101–102
Folsäure 286
Fosamprenavir 273–274
Fosfestrol 302
Fosinopril 128–129
Frovatriptan 211
Fruchtsäfte 320
Füll- und Quellstoffe 202
Furosemid 175

G

Gabapentin 116
Galantamin 11
Gallensäuren 168, 321
Ganciclovir 271
Gemfibrozil 206
gerbstoffhaltige Nahrungsmittel 329
Gestagene 248, 303
Gestoden 248
Gichttherapeutika 181
Ginkgo-Extrakt 79
Ginkgolide 79
Glibenclamid 88–89
Glibornurid 88
Gliclazid 88
Glimepirid 88–89
Glinide 86
Gliquidon 88
Glisoxepid 88
Glucocorticoide 169
Granisetron 113
Grapefruit 322
Griseofulvin 147
Guaifenesin 160
Guar 93
Gyrasehemmer 56

H

Haloperidol 226
Herstellung von Trockensäften 8
Herzglykoside 196
HMG-CoA-Reduktase-Hemmer 207
5-HT$_3$-Antagonisten 113
Hydrochlorothiazid 176
Hydrocodon 19–20
Hydrocortison 170
Hydromorphon 19–20
Hydrotalcid 35
Hypothalamushormone 189

I

Ibuprofen 25–26
Idarubicin 304
Imipramin 104–105
Immunsuppressiva 190
Indinavir 273–274
indirekte Parasympathomimetika 254
indirekte Sympathomimetika 30
Indometacin 17
Insulinsensitizer 87
Interaktion von Arzneistoffen mit Nahrungsmitteln 4
Interaktionen 4
Iod 241
Ipratropiumbromid 47
Irbesartan 130
ISDN 198
ISMN 198
Isoniazid 58
Isonicotinsäurehydrazid, INH 58
Isotretinoin 287
Isradipin 136–137
Itraconazol 145–146

J
Josamycin 60, 62

K
Kaffee 323
Kalium 215
Kalium sparende Diuretika 174
Kalium-4-aminobenzoat 215
Kaliumchlorid 215
Kaliumcitrat 215
Kaliumiodid 241
Kaliumsparer 174
Kaolin 90
Kardiaka 196
Kavain 163
Ketoconazol 145–146
Ketolide 60
Ketoprofen 25
Ketotifen 42
Kohle, Medizinische 92
Koronarmittel 198

L
Labetalol 133
Lacidipin 136–137
Lactitol 203
Lactulose 203
Lamivudin 275–276
Lamotrigin 117
Lansoprazol 262
Laxantien 200
L-Dopa 153
Leflunomid 18
Leinsamen 202
Letrozol 299
Leukotrienantagonisten 165
Levacetylmethadol 19
Levetiracetam 118
Levocetirizin 42–44
Levodopa 153
Levodropropizin 159
Levofloxacin 56
Levomepromazin 230
Levomethadon 19
Levonorgestrel 248
Levothyroxin 242
Liberation 4
Lidocain 48
Lincomycin 59
Lincosamide 59
Linezolid 67
Liothyronin 242
Lipase 179
Lipidsenker 205
α-Liponsäure 238
Lisinopril 128–129
Lithium 98
Lithiumacetat 98
Lithiumcarbonat 98
Lofepramin 104–105
Lokalanästhetika 48
Lomustin 305
Loperamid 91
Loracarbef 51–52
Loratadin 42, 44
Lorazepam 184
Lormetazepam 184
Lornoxicam 23
Losartan 130
Lovastatin 207
Lynestrenol 248

M
Macrogol 3350/4000 204
Magaldrat 35
Magnesium 217

Magnesiumaspartat 217
Magnesiumcarbonat 37
Magnesiumhydrogenaspartat 217
Magnesiumhydroxid 37
Magnesiumorotat 217
Magnesiumoxid 37, 217
Makrolide 60
Malariatherapeutika 63
Manidipin 136–137
MAO-Hemmer 99
Maprotilin 104–105
MCP 112
Mebendazol 39
Meclozin 111
Medazepam 184
Medizinische Kohle 92
Medroxyprogesteron 303
Mefloquin 63
Megestrol 303
Meloxicam 23
Melperon 226
Melphalan 308–309
Memantin 155
Mephenesin 221
Mesalazin 260
Mesterolon 244
Mestranol 250
Mesuximid 122
Metabolisierung 5
Metamizol 27
Metformin 85
Methocarbamol 222
Methotrexat 306
Methyldopa 138
Methylergometrin 209
Methylphenidat 30
Methylprednisolon 170
Metildigoxin 196–197

Metoclopramid 112
Metoprolol 133–134
Metronidazol 66
Mianserin 104–105
Miconazol 145
Midazolam 185
Midodrin 258
Mifepriston (RU 486) 245
Miglitol 83
Miglustat 177
Migränetherapeutika 209
Milch und Milchprodukte 325
Mineralcorticoide 171
Mineralstoffe 212
Minocyclin 74–75
Mirtazapin 101–102
Mizolastin 42, 44
Moclobemid 99–100
Modafinil 32
Moexipril 128–129
Molsidomin 198
Montelukast 165
Morphin 19–21
Moxifloxacin 56
Moxonidin 140
Muskarinrezeptor-Antagonisten 264
Muskelrelaxantien 219
Mutterkornalkaloide 209
Mycophenolatmofetil 192

N

Nadolol 133–134
Naloxon 19, 22
Naltrexon 22
Naproxen 25
Naratriptan 211
Natamycin 148

Nateglinid 86
Natriumfluorid 235
Natriumfluorophosphat 235
Natrium-Kanalblocker 48
Natriumpicosulfat 200
Natrium-Valproat 125
Nefazodon 101
Nelfinavir 273–274
Neostigminbromid 254
Neuroleptika 226
–, atypische 228
Nevirapin 277
Nicardipin 136–137
Nicergolin 80
Niclosamid 40
Nicotinamid 288
Nifedipin 136–137
Nimodipin 136–137
Nimorazol 66
Nisoldipin 136–137
Nitisinon 178
Nitrate 198
Nitrazepam 185
Nitrendipin 136–137
Nitrofurantoin 65
Nitroglycerin 198
Nitroimidazole 66
Nizatidin 259
Nootropika 78
Nordazepam 185
Norethisteron 248
Norfenefrin 258
Norfloxacin 56–57
Norpseudoephedrin 30
Nortriptylin 104
Noscapin 159
Nukleosidanaloga 275
Nystatin 148

O

Ofloxacin 56
Olanzapin 228
Olmesartan 130
Olsalazin 260
Omega-3-Fettsäuren 326
Omeprazol 262
Ondansetron 113
Opioidantagonisten 22
Opioide 19
Opipramol 104
orale Antikoagulantien 141, 143
Orciprenalin 164
Orlistat 33
Oseltamivir 272
Osteoporosetherapeutika 233
Östrogene 250
Oxazepam 185
Oxazolidinone 67
Oxcarbazepin 115
Oxicame 23
Oxilofrin-HCl 258
Oxybutynin-HCl 255
Oxycodon 19–20
Oxytetracyclin 76

P

Pankreatin 179
Pantoprazol 262
Papain 179
Paracetamol 24
Parasympatholytika 255
Parasympathomimetika, indirekte 30
Paroxetin 101–102
PDE5-Hemmer 265
Pefloxacin 56
PEG 204
Pektin 93

Penbutolol 133–134
Penicillin V 69
Penicilline 68, 70
Pentaerythrityltetranitrat 198–199
Pentazocin 19–21
Pentoxiphyllin 81
Pentoxyverin 159
Perazin 230
Perindopril 128–129
Perphenazin 230–231
Pethidin 19, 21
Phenazon 27
Phenobarbital 114
Phenolphthalein 200
Phenothiazine 230
Phenoxymethylpenicillin 68
Phenoxymethylpenicillin-K 69
Phenprocoumon 143
Phenylephrin 30
Phenylpropanolamin 30
Phenytoin 119
Pholedrin 258
Phosphatbinder 97
Phosphodiesterase5-Hemmstoffe 265
Phytomenadion 289
Pimozid 226
Pindolol 133–134
Pioglitazon 87
Pipamperon 226–227
Piracetam 82
Pirenzepin 261
Piretanid 175
Piroxicam 23
Piroxicam-β-Cyclodextrin 23
Polyenantimykotika 148
Polyethylenglycol 204
Polyneuropathietherapeutika 238

Pramipexol 156
Pravastatin 207
Prazosin 131
Prednisolon 170
Prednison 170
Prednyliden 170
Pregabalin 116, 120
Pridinol 223
Pridinolmesilat 223
Primidon 114
Probenecid 183
Procain 48
Procainamid 48
Procarbazin 307
Profene 25
Proguanil 63
Promazin 230–231
Propafenon 49
Propicillin 68–69
Propiverin 255
Propranolol 133–134
Propylthiouracil 243
Propyphenazon 27
Proscillaridin 196–197
Protease 179
Proteaseinhibitoren 273
Protonenpumpenblocker 262
Pyrazinamid 71
Pyrazolone 27
Pyridostigmin 254
Pyridostigminbromid 254
Pyridoxin 290
Pyrimethamin 54
Pyrviniumembonat 41

Q

Quellstoffe 93
Quinapril 128

R

Rabeprazol 262
Racecadotril 94
Raloxifen 236
Ramipril 128–129
Ranitidin 259
Rapamycin 194
Rasagilin 99–100
Raucherentwöhnungsmittel 239
Reboxetin 103
Repaglinid 86
resorbierbare Kohlenhydrate 324
Retardpräparate
–, Einnahmeempfehlungen 8
Retinol 291
Retinolpalmitat 291
Reverse-Transkriptase-Hemmer 275
–, nicht nukleosidische 277
Ribavirin 278
Riboflavin 292
Rifampicin 72
Risedronat 233
Risperidon 228
Ritonavir 273–274
Rivastigmin 11
Rizatriptan 211
Rofecoxib 14
Rosiglitazon 87
Roxatidinacetat 259
Roxithromycin 60–62
RU 486 245

S

Salbutamol 164
Saquinavir 273–274
saure Getränke 327
Schilddrüsen- und Nebenschilddrüsentherapeutika 240
Schleifendiuretika 175
Schwarztee 329
Sedativa 184
Selegilin 99–100
Selektive Estrogenrezeptor Modulatoren 236
Selektive Noradrenalin-Wiederaufnahmehemmer 103
Selektive Serotonin-Wiederaufnahmehemmer 101
Sennosid B 201
Serotoninantagonisten (5-HT3-Antagonisten) 113
Serotonin-Noradrenalin-Wiederaufnahmehemmer 266
Sertindol 228
Sertralin 101–102
Sexualhormone 244
Sibutramin 34
Sildenafil 265
Silikone 167
Simethicon 167
Simvastatin 207
Sirolimus 194
Smektid 90
Solifenacin 264
Sotalol 133–134
Sparfloxacin 56
Spasmolytika 252, 255
Spiramycin 60, 62
Spirapril 128, 129
Spironolacton 172
SSRI 101
Statine 207
Stavudin 275–276
Stickstofflost – Analoga 308
Strontiumranelat 237
Succinimide 122

Sucralfat 38
Sulbactam 70
Sulfadiazin 73
Sulfalen 73
Sulfamethoxazol 73
Sulfasalazin 260
Sulfonamide 73
Sulfonylharnstoffe 88
Sulpirid 232
Sultamicillin 70
Sultiam 121
Sumatriptan 211
Sympathomimetika 258
–, indirekte 30
–, zentrale 140
β_2-Sympathomimetika 164

T

Tabakprodukte 328
Tabletten, monolithische 7
Tacrin 11
Tacrolimus 195
Tadalafil 265
Tagesrhythmus des therapeutischen Effekts 6
Talinolol 133
Tamoxifen 298
Tamsulosin 131
Tanninalbuminat 95
Tee, schwarzer 329
Telithromycin 60, 62
Telmisartan 130
Temazepam 185
Temozolomid 308–309
Tenofovir 275–276
Tenoxicam 23
Terazosin 131
Terbinafin 149

Terbutalin 164
Terfenadin 42
Terodilin 256
Tertatolol 133–134
Testolacton 310
Testosteronundecanoat 244
Tetracyclin 76
Tetrazepam 185
Tetroxoprim 54
Theophyllin 166
Thiamazol 243
Thiamin 293
Thiazide 176
Thioridazin 230–231
Thrombozytenaggregationshemmer 142
Thyreostatika 243
Tiagabin 123
Tibolon 251
Ticlopidin 142
Tilidin 19, 21
Tiludronsäure 233
Timolol 133–134
Tinidazol 66
Tizanidin 224
Tocopherol 294
Tocopherolacetat 294
Tolbutamid 88–89
Tolperison 225
Tolterodin 257
Topiramat 124
Torasemid 175
Toremifen 298
Tramadol 28
Trandolapril 128–129
Tranylcypromin 99–100
Trazodon 101–102
Treosulfan 311

Tretinoin 295
Triamcinolon 170
Triamteren 174
Triazolam 185
Triflupromazin 230–231
Trimethoprim 54
Trimipramin 104–105
Triptane 211
trizyklische Antidepressiva 104
Trofosfamid 308–309
Tropisetron 113
Trospiumchlorid 255
Troxerutin 162
Trypsin 179
Tyramin 330

U

Ulkustherapeutika 259
Upregulation 5
Urapidil 131
Urikosurika 183
Urologika 263
Ursodesoxycholsäure 168

V

Valaciclovir 267
Valdecoxib 14
Valganciclovir 271
Valproinsäure 125
Valsartan 130
Vardenafil 265
Venlafaxin 101–102
Verapamil 139
Vigabatrin 126
Viloxazin 101–102
Virustatika 267
Vitamin A 291
Vitamin-A-Säure 295

Vitamin B1 293
Vitamin B12 284
Vitamin B2 292
Vitamin B6 290
Vitamin C 281
Vitamin E 294
Vitamin K 289
Vitamine und Derivate 279
Vitamin-K-Antagonisten 143
Voriconazol 145–146

W

Warfarin 143
Wasser 331

X

Ximelagatran 144
Xipamid 176

Z

Zalcitabin 275–276
zentrale $\alpha 2$-Sympathomimetika 140
Zidovudin 275
Zink 218
Zinkaspartat 218
Zinkgluconat 218
Zinkorotat 218
Zinksulfat 218
Ziprasidon 228
zirkadianer Rhythmus 6
Zolmitriptan 211
Zolpidem 188
Zonisamid 127
Zopiclon 188
Zotepin 228
Zuclopenthixol 230
Zytostatika 296